LE BIO

DE LA MÊME AUTRICE

Aux éditions de l'Archipel

Alimentation : halte aux mensonges et aux idées reçues, 2019.

Aux éditions Michel Lafon

Maigrissons ensemble, 1996.
Perpète à New York, roman témoin, 1996.
Journal d'une grosse repentie, 1997.
Journal d'un éléphant dans une peau de gazelle, 1997.
Restons minces ensemble, 1999.

Aux éditions Flammarion

À qui perd gagne, roman, 2001.
Coachez vos vies, avec Olivier Macé, 2004.
La Rupture, avec Olivier Macé, 2007.
Mal de mère, 2009.
Un bébé chez les quinquas, avec Robert Macia, 2012.

Aux éditions J'ai Lu

À chacun son régime ! Maigrir en mangeant pour les petits et les grands, 2003.
La couture : réaliser soi-même pour le plaisir, avec Marielle Couësmes, 1999.

SONIA DUBOIS
avec Anne Lavédrine

LE BIO

Arnaques, vérités et mensonges

l'Archipel

Notre catalogue est consultable à l'adresse suivante :
www.editionsarchipel.com

Éditions de l'Archipel
92, avenue de France
75013 Paris

ISBN 978-2-8098-4124-4

« Les paysans sont sans cesse au travail
et c'est un mot qu'ils n'utilisent jamais. »

Anton Tchekhov

Avant-propos

« Allez hop ! Tout l'monde à la campagne !
Allez hop! le soleil nous attend
Tous les petits oiseaux nous accompagnent
On va se payer du bon temps
[...]
On serait tous des animaux
Avec des pattes et un museau »

chantait dans mon enfance Charlotte Julian, star de l'émission « Midi Première » présentée par Danièle Gilbert. Merci à vous d'avoir bercé nos jeunes années, à nous les quinquas, de cet air aussi frais, gai et entraînant que la « Danse des canards ». Déjà, préfigurant ce tube national, l'écrivaine Nicole de Buron avait prôné un Paris à la campagne, dans ses *Saintes Chéries*...

Nous sommes encore aux prémices des années 1970. Pourtant, une idée taraude déjà toutes les femmes, les mères de famille, les citadines que l'on n'appelle pas encore urbaines : quitter au plus vite la ville et ses immeubles qui poussent tels des champignons, a fortiori la mégalopole tentaculaire que devient Paris pour, le temps d'un week-end, redevenir une fermière en bottes de caoutchouc, tailleur vichy et fichu de soie encadrant délicieusement un visage aux pommettes roses, saines et éclatantes comme un matin de printemps.

Quelque cinquante ans plus tard, ces images télé dont les couleurs conservées par l'INA bavent un peu nous rappellent que nous n'avons jamais cessé de chercher à fuir la pollution, l'urbanisation intensive, le bruit et la fureur pour revenir à nos racines.

Qu'en est-il de nos week-ends campagnards dans ce jeune siècle 2.0 ? Nous les voulons reconstituants. Bénéfiques. Naturels. *Ressourçants*. Authentiques. Et pour ce faire nous misons sur des petites bicoques sympathiques à refaire du sol au plafond, situées le plus loin possible de toute gare, sortie d'autoroute, ou – encore plus « hype » – sans même une nationale à proximité, accessibles par de sinueux chemins vicinaux au terme de deux heures de perdition de votre GPS. Bien. Le dos en vrac et les jambes menacées par la paralysie, vous vous extrayez du pot de yaourt qui vous sert de voiture en ville et qui se révèle une véritable brouette sur la route. Qu'importe, grande comme un timbre-poste, elle vous a séduit : depuis, vous l'entretenez avec précaution.

À peine franchi le seuil de votre maisonnée de la Belle au bois dormant, outre l'odeur persistante de champignons et de moisissures qui vous oblige à aérer votre logement féerique été comme hiver, vous filez au supermarché – que dis-je ? – à l'hypermarché le plus proche (comptez quarante minutes de route sauf si vous vous retrouvez coincée derrière une moissonneuse-batteuse partant œuvrer dans les chemins alentour un matin de brouillard et de crachin). Mais qu'importe, vous roulez toutes fenêtres ouvertes pour profiter du bon air de la campagne. Un bon air dans lequel voltigent pesticides, insecticides et autres produits d'épandage…

Ce qui n'empêche nullement vos pensées de s'envoler vers un ailleurs fantasmé où l'on vivrait vieux, en excellente santé, en restant sain, serein et naturel. Envolées les pathologies dégénératives qui forceront nos familles à nous caser dans un Ehpad, atteints pêle-mêle d'Alzheimer et autres réjouissances neurodégénératives comme ce satané Parkinson, sans oublier les multiples cancers qui n'épargnent aucune famille. Droits comme des I, déliés, toniques, le temps ne nous estampillerait pas « naufragés » mais bien au contraire comme « résistants » puisque nous aurions su choisir les bons, les beaux aliments – non, suis-je XXe siècle : on ne dit plus « aliment » mais « produit ». Voilà, produit. Les notions de plaisir, de gourmandise, de « fine gueule gastronome » seront-elles bientôt proscrites d'une novlangue alimentaire dans laquelle règneraient en maîtres les concepts de naturel, de sain, de fraîcheur, de circuit court, de saisonnalité, d'agriculture alternative, de permaculture, de biodynamie... ? Ça y est, vous êtes en pleine incantation bio ! Dis-moi combien tu es cultivé, je te dirai jusqu'à quand je vivrai. Car je me fous pas mal de ce que tu engendres de catastrophique : agriculteurs étranglés cinq années durant, le temps de passer du conventionnel au bio, cahier des charges carcéral à suivre scrupuleusement sous peine d'exclusion du club fermé des cultivateurs et éleveurs du XXIe siècle, bilan carbone douteux... Le citoyen éclairé que je suis sait que consommer bio c'est préserver la nature, sa santé et la planète. Parfaitement. Rien que ça.

C'est à cet instant T que vous pénétrez dans votre hypermarché situé dans cette zone commerciale qui fait ressembler votre campagne à une zone industrielle américaine. Impersonnelle. Désincarnée. Laide. Et au fond de vous, vous le savez déjà, complètement obsolète. Dépassée. Périmée. À l'opposé de la consommation raisonnée que vous voudriez triomphante. Vous avez le souffle coupé. Il y a de quoi. On a changé tous vos rayonnages. C'est une marée verte qui vous accueille dès l'entrée du vaste point de vente : tout est bio ! Les fruits et les légumes, le café, les biscuits, les œufs, le beurre et les fromages. Les pains. Les poissons et les viandes. La charcuterie. Le chocolat. Du bio pour les petits et les grands. Dans l'alimentation et la maison, jusqu'aux vêtements de coton bio, l'esthétique et la coiffure. Toutes ces gondoles proposent des produits bio, voire végans.

Dans un élan de lucidité – Dieu merci il vous en reste et je m'en vais vous la rebooster ainsi que votre esprit critique et votre libre arbitre –, vous songez qu'il y a davantage de produits bio dans votre hypermarché que vos producteurs locaux récemment convertis à cette forme nouvelle (?) d'agriculture ne pourront jamais en produire. Mais alors d'où vient cette vague verte ? Des confins de l'Europe ? Du bout du monde ? Si c'est le cas – et ça l'est souvent –, que vaut ce bio ? Le bio est-il identique partout ? Et ce soja qui arrive d'Amérique du Sud ? Quelles cultures ancestrales a-t-on éradiquées pour en développer massivement la production ? Et dans la cale de quel cargo polluant a-t-il voyagé jusqu'à vous ?

Au fait, le bio est-il réellement l'ennemi du réchauffement climatique, des gaz à effet de serre ? Vraiment l'ami du circuit court ? Osons poser la question : le bio est-il bio ? Est-il sans danger pour la santé quels que soient les produits ou les aliments que l'on consomme ? Existe-t-il des aliments ou produits bio à proscrire de notre quotidien ? Waouh, vous avez la tête qui tourne plus vite qu'une girouette en pleine tempête à force de vous poser toutes ces questions.

Vous avez lu dans la presse féminine que les denrées bio étaient 30 % plus chères que les conventionnelles, mais voici que les publicitaires et les gourous du bio vous affirment le contraire. Évidemment, pardi ! Ventre-saint-gris ! Les patrons des grandes enseignes saignent à vif les agriculteurs passés au bio, lesquels ne vendent pas plus cher, comme promis, mais produisent 30 % de moins… L'addition est simple et catastrophique : c'est sur leur ruine qu'on déjeune à midi !

Ah, le bio et son packaging large comme un cercueil à deux places. Pas question d'acheter quatre citrons bio sans vous être préalablement procuré une poubelle à couvercle jaune pour respecter les règles du tri sur lequel vous êtes très à cheval. Car pour extraire vos citrons bio de leur sarcophage protecteur, il vous faudra une paire de ciseaux de tailleur, une machette et des ongles solides. Le poids du carton est supérieur à celui des quatre citrons, son encombrement également. Une fois libérés de leur gangue, vos produits bio devront être consommés tout de suite, car ils se conservent peu ou très mal. Pourquoi ? Parce qu'ils sont bio ?

À peine avez-vous fait le plein de primeurs que votre chariot s'est transformé en semi-remorque, plein à craquer des volumineux emballages qui permettent aux précieux aliments bio de ne pas être contaminés par le *vulgum pecus* des légumes et fruits issus de l'agriculture conventionnelle. Et quand, déprimée, vous quittez ce rayon pas si vert que cela pour essayer de vous accorder un plaisir (attention, mot défendu !) au rayon beauté, la malédiction continue. Lui aussi a verdi dangereusement et l'idée de mélanger vous-même dans un pot les ingrédients nécessaires pour vous concocter une crème de jour bio végane vous lasse d'avance. Cette perspective vous desquame les idées avant de vous râper la peau et de vous la laisser boutonneuse. Purulente. Brûlée, mais bio !

Quel « manque » le bio est-il venu combler ? L'authenticité, les racines, les campagnes, le « fait maison », la fin d'une certaine idée de l'agroalimentaire qui empoisonne, de la vache folle aux lasagnes de cheval… Du bon, du beau, du bio… On veut des bleuets et des coquelicots dans les champs de blé, la fin des pesticides, des insecticides et des épandages, être exactement informé de ce que l'on avale, quitte à plonger dans l'orthorexie. C'est la fin de toute idée de plaisir, de volupté… ou de gourmandise. On ne se tape plus la cloche, on se nourrit.

D'ailleurs, on nous rappelle sans cesse de manger moins. Moins de viande certes, mais de tout le reste aussi. Un gourmand ne peut-il donc pas s'inscrire dans la philosophie bio ? C'est donc un plouc, un réac, ou un égaré brillant ! À toutes ces questions existentielles pressantes, il appartient de répondre vite car il y a urgence à démêler le vrai du faux à propos du bio. On veut des coquelicots, certes, mais aussi et surtout le retour à l'idée de plaisir ; ça, j'en ai l'assurance.

Introduction

Aujourd'hui, sept Français sur dix avalent du bio au moins une fois par mois, principalement dans un souci de santé. La pub surfe sur la mode du bio à grand renfort d'enfants tançant leurs parents ou grands-parents qui « insultent la planète tout entière » par leurs mauvaises habitudes. Tout doit être bio, responsable, durable, traçable, depuis les tomates de notre salade jusqu'aux composants de votre lessive ou de votre shampooing. Même les joailliers se piquent de proposer des bijoux « éthiques » affichant une empreinte carbone « raisonnée » !

Et, petit à petit, à force d'entendre les magazines, votre ado, votre voisine de palier et le Journal télévisé de 20 heures affirmer que mettre davantage de bio dans son assiette et dans sa vie, c'est mieux, vous vous dites qu'il est temps de vous rallier au mouvement, si ce n'est déjà fait… Étant d'un naturel sceptique avec une tendance reconnue à remettre en question les idées reçues, je me demande si nous ne serions pas victimes d'une gigantesque intox. L'analyse des idées reçues qui suivent vont nous permettre d'y voir plus clair.

Le monde est-il vraiment plus beau en bio ?

1

Le bio, c'est toujours du bio

Le bio, tout le monde l'évoque, beaucoup le prônent, mais sait-on toujours de quoi on parle exactement ? Pour certains, il semble surtout se définir a contrario : les bons produits « élus » contre les autres. Oui, mais encore ? Et que penser des appellations et certifications qui fleurissent dans nos rayons : écoresponsable, 100 % naturel, sans résidu de pesticides, biodynamique, durable, « *clean* », « *slow* », etc. Sont-ils synonymes de bio ? Et, dans le cas contraire, en quoi diffèrent-ils des produits bio ?

Il ressort du dernier rapport détaillé publié par l'Agence bio début 2024[1] que plus d'un Français sur deux – 54 %, pour être précise – avoue avoir des doutes lors de l'achat d'un produit bio : ils ne sont pas sûrs que leur achat soit « réellement » bio. Tu parles ! Il faudrait un doctorat en analyse d'étiquettes pour s'y retrouver ! Oui, amies lectrices, le bonheur dans le pré, ça se mérite et manger bio passe par une lecture assidue des petits caractères figurant sur vos emballages.

1. Baromètre des produits biologiques en France, 2024 (www.agencebio.org/wp-content/uploads/2024/03/Barometre-consommateur-2024-rapport-complet_Agence-Bio_LObSoCo.pdf).

Le bio en chiffres

Le marché français du bio alimentaire a cumulé en 2020 un chiffre d'affaires de 13,2 milliards d'euros (contre 9,7 en 2018, et une croissance de plus de 15 % par rapport à l'année précédente), et plus de 6,5 % de la consommation des ménages[1]. Le secteur bio hexagonal avait doublé en cinq ans pour se hisser parmi les premiers rangs au niveau européen (tout de même loin derrière le Danemark, l'Autriche, le Luxembourg ou la Suisse où le bio avoisine 10 % de la consommation) et tandis qu'à peine plus d'un Français sur dix disait consommer des produits bio en 2003, lors de la première enquête menée par l'Agence Bio, ils étaient 87 % à répondre par l'affirmative en 2020, soit neuf sur dix et 14 % à en manger tous les jours. Depuis, un net repli s'est amorcé avec un recul estimé à environ 1 milliard d'euros (– 4,6 %), et une part de marché redescendue à 6 %. Cette tendance se confirme avec les derniers chiffres disponibles, ceux du premier semestre 2023, lesquels indiquent un recul de 2,7 % par rapport au premier semestre 2022.

Cela signifie que même si 87 % de nos concitoyens interrogés en 2020 se disaient convaincus que les produits bio contribuent à préserver l'environnement et 82 % d'entre eux les jugeaient meilleurs pour la santé, la part du bio représente toujours une part anecdotique de notre consommation alimentaire et la faiblesse de sa fréquence de consommation moyenne (75 % des Français interrogés n'en achètent qu'occasionnellement). Les raisons de ce décalage ressemblent furieusement aux questions que vous et moi nous posons au moment

1. Source : Agence Bio.

de remplir notre caddie ! Selon une enquête Kantar publiée fin 2023[1], « 95 % des Français aimeraient avoir une consommation beaucoup plus responsable », mais seuls 13 % d'entre eux ont modifié leurs comportements dans ce sens… C'est ce que les spécialistes appellent le « Value-Action Gap ». Nous sommes attachés aux plaisirs devenus coupables que représentent l'eau minérale ou les fruits importés. Croire en théorie aux bienfaits du bio n'implique pas que l'on se fournisse systématiquement ou même pour partie au rayon bio ou dans une échoppe qui lui est consacrée – pour diverses raisons sur lesquelles nous reviendrons. Certains avouent des difficultés à passer outre l'aspect parfois nettement moins attrayant des produits de ces magasins et rayonnages, et aussi une saisonnalité de la production à laquelle nous ne sommes plus habitués. Le plaisir demeure un critère de choix prépondérant pour les achats alimentaires.

Et puis, sommes-nous assurés que ces produits sont bien porteurs des vertus de ce bio fantasmé ? De quel circuit agricole et commercial sont-ils issus, à quoi correspond le label qu'ils arborent et peut-on se fier aux contrôles exercés par les organismes de labellisation ? Et, à propos, le bio est-il identique partout ? Petit tour d'horizon pour essayer d'y voir plus clair.

Le bio : définition

Un peu d'étymologie : l'appellation bio, aujourd'hui adjectif invariable, était à l'origine l'abréviation de biologique, adjectif lui-même dérivé du grec *bios* qui signifie « vie ». On sent illico poindre la notion de

1. Enquête réalisée entre le 5 et le 10 juillet 2023 (www.kantar.com/fr/inspirations/consommateurs-acheteurs-et-distributeurs/2023-comment-reconcilier-durabilite-et-pouvoir-dachat).

produit vivant, sain, donc forcément meilleur pour la santé !

Tour d'horizon des définitions et réglementations, sachant que le site Ecocert[1] récapitule pas moins de 150 certifications de type bio, françaises et étrangères. Autant dire qu'en France, dans l'UE et a fortiori ailleurs, la réglementation sur ce qui peut être vendu comme bio peut différer un peu, ou beaucoup. Pour ce qui nous occupe – le bio hexagonal –, sachez que nos normes comptent parmi les plus strictes du monde, parfois plus draconiennes que les règles européennes.

Le label bio : AB ou Eurofeuille

Le label AB, français, ou sa version européenne l'Eurofeuille sont les seuls garantissant le caractère bio d'un produit. C'est clair, simple, net. En pratique, sa présence assure, pour les fruits et légumes, une culture sans produit de synthèse ni OGM (des traces de ces derniers sont tolérées jusqu'à 0,9 %). S'agissant des produits transformés : 95 % des ingrédients doivent impérativement être d'origine bio. Des contrôles sont effectués une fois et demie par an en moyenne par des organismes de certification agréés par l'UE.

Car on ne s'autoproclame pas agriculteur bio. Il faut pour cela obtenir une certification (la certification AB) de l'Agence française pour le développement et la promotion de l'agriculture biologique, plus couramment appelée Agence Bio. Cela implique le respect d'un cahier des charges précis. Aux normes françaises édictées en 1985 par notre ministère de l'Agriculture ont succédé depuis 2009 des critères uniformisés à l'échelle

1. Voir www.ecocert.com/fr-FR/liste-certifications.

européenne, d'ailleurs légèrement moins contraignants. Si bien que le bio actuel l'est parfois un peu moins que les produits commercialisés au XXe siècle !

Notez au passage que le label AB/Eurofeuille n'impose aucune obligation concernant la provenance ou le transport des denrées, ce qui explique que vous trouviez chez votre primeur des bananes bio de Guadeloupe ou des mangues bio du Chili, non plus que sur les conditions de travail dans les exploitations agricoles concernées. Premier écueil sur lequel nous reviendrons. Pour aller plus loin dans votre démarche écoresponsable, il vous faudra effectuer vos propres recherches et/ou vous fier à d'autres labels. Ainsi, le label Bio Cohérence[1] ajoute des critères de biodiversité, de saisonnalité et de conditions de travail. Certains circuits de distribution bio offrent, eux aussi, des certifications plus complètes, souvent des producteurs plutôt que des produits, lesquelles tiennent compte de l'origine géographique des produits, de leur mode de transport, de leur emballage et des éventuels processus de transformation subis. C'est le cas par exemple du label Nature & Progrès[2] attribué par l'association du même nom, créée en 1964 et pionnière du bio. On lui doit d'ailleurs le tout premier cahier des charges de l'agriculture biologique, rédigé en 1972, puis repris et homologué en 1986 par l'État. Ses exigences vont nettement au-delà de celles du label AB, notamment en termes de bien-être animal.

Mais, me direz-vous, quid des produits d'importation hors Union européenne – pour ceux qui commettent encore le faux pas environnemental d'en manger ? Là, les choses sont beaucoup plus floues et vous n'avez

1. Voir www.biocoherence.fr.
2. Voir www.natureetprogres.org.

d'autre choix que de vous fier aux normes locales et à leur respect par les producteurs. Pour vous éclairer, il existe un truc d'initiés appelé code PLU (Price Look-Up), au départ destiné à faciliter le référencement des produits en vrac, la gestion des stocks et le passage en caisse. Il figure sur les petites étiquettes apposées sur les fruits et légumes, et comporte quatre ou cinq chiffres. Les quatre derniers indiquent le type de fruit, la variété et le calibrage éventuel. Mais s'il s'agit d'un produit bio, il comporte le préfixe 9, cinquième chiffre placé avant les autres. Sachez, en revanche, que l'information qui circule un peu partout sur les réseaux sociaux comme quoi cinq chiffres commençant par 8 désigneraient un produit OGM est totalement erronée. La Fédération internationale pour les normes des produits (IFPS) a précisé à plusieurs reprises dans des communiqués de presse que, s'il fut effectivement envisagé d'utiliser cette codification, elle n'a jamais été employée dans le commerce de détail et que le préfixe 8 sera utilisé lorsque tous les codes à quatre chiffres commençant par 3 et 4 auront été attribués (après le code 4999 viendra le 83000), ce qui n'est pas le cas à l'heure où nous rédigeons ces lignes. Précisons pour les sceptiques que la réglementation européenne sur la traçabilité et l'étiquetage des OGM, très stricte, exige une identification très nette de ces produits ou de leur présence dans un produit transformé[1] avec la mention « Ce produit contient des organismes génétiquement modifiés » ou « Ce produit contient du [ou des] [nom du ou des organismes] génétiquement modifié[s] ». Depuis l'entrée en vigueur de la loi Anti-gaspillage pour une économie circulaire (Agec), le 1er janvier 2022, ces étiquettes PLU,

1. Règlements 1830/2003 sur la traçabilité des OGM et 1829/2003 sur leur étiquetage.

qui ne sont plus requises, doivent obligatoirement être compostables (avec la peau du fruit ou du légume).

Peut-on – doit-on ? – en conclure que tout ce qui n'est pas AB n'est pas bio ? Si seulement les choses étaient aussi simples...

Bio, mais pas à 100 %...

Puisque l'achat d'un produit bio ne garantit jamais qu'il soit « 100 % bio », peut-on jamais vraiment le dire bio ou le dire *vraiment bio* ? On connaît les impératifs à l'origine de ce bémol, notamment au niveau des pratiques agricoles, mais cet élément contribue inévitablement à fragiliser le discours bio et à questionner l'avenir de la filière : pourra-t-on jamais non seulement produire sans traiter, mais aussi se prémunir contre la pollution de l'air ou de l'eau, ou les produits épandus dans les champs voisins cultivés en non-bio ?

S'agissant du vin, le label AB/Eurofeuille garantit qu'il a non seulement été cultivé en bio, mais aussi vinifié en bio. Un cahier des charges européen spécifique est entré en vigueur en 2012. Détail intéressant : le dioxyde de soufre (SO_2), l'additif chimique le plus utilisé dans cette branche agricole – et l'un des plus allergisants ! – est autorisé en bio.

Le bio représente aujourd'hui 10 % de la production viticole française et presque tous les grands crus de Bordeaux (Saint-Émilion Grand Cru classé, Château Pontet-Canet, labellisé bio en 2011, Château Palmer, Château Margaux, Château d'Yquem, pauillac...), de Bourgogne (hautes-côtes-de-nuits, clos-de-vougeot, charmes-chambertin, bonnes-mares, bâtard-montrachet...), d'Alsace et d'autres régions existent désormais en version bio.

Certains viticulteurs vont encore plus loin en proposant des vins dits « nature » ou « méthode naturelle ». Là, on touche au bio absolu, puisque ces appellations impliquent que les vignes soient cultivées en bio, mais aussi vendangées à la main, puis vinifiées sans aucun additif. Rien du tout. Procédé 100 % naturel. L'inconvénient de cette méthode réside dans son volet hasardeux : tout peut mal tourner, à toutes les étapes du processus. Ce n'est pas pour rien que les viticulteurs ont mis au point des techniques et des parades pour contrer sinon les caprices de mère Nature, leur impact sur leurs récoltes, et pour améliorer la conservation de leur produit fini. Ces vins « nature » ne protègent toutefois pas contre les sulfites puisque ceux-ci peuvent se produire naturellement au cours de la fermentation du raisin, même en l'absence d'adjonction de soufre (jusqu'à 10 mg/l).

Poisson : AB ou MSC ?

Je me suis toujours posé la question : comment le cabillaud, le turbot, la sole ou le maquereau sauvage peuvent-ils être bio ? Ou ne pas l'être, d'ailleurs... Qu'un poisson d'élevage reçoive l'estampille bio, cela se conçoit, mais quid de ceux qui sont pêchés en haute mer et que l'on retrouve ainsi adoubés sur les étals ? Est-ce à dire qu'ils ont été pêchés par un voilier ? Conservés dans une glacière alimentée par une petite éolienne ? Puis qu'ils ont rejoint le point de vente de notre détaillant en camion zéro émission ? Allons donc...

Penchez-vous sur la question et vous apprendrez qu'en France, 60 % des poissons commercialisés sont issus de méthodes de pêche durable[1]. Ce qui ne signifie

1. Source : Ifremer.

pas qu'ils sont bio. Là encore, seul le label AB garantit ce caractère. Pour les autres, il faut se contenter du label MSC (Marine Stewardship Council), réservé aux produits issus de la pêche durable. Il figure sur plus de 37 000 poissons, fruits de mer et produits fabriqués à partir de poissons et fruits de mer, dont 3 500 en France. Il implique l'adhésion à un cahier des charges dont les principales obligations portent sur le respect des stocks de poisson, des écosystèmes marins, ainsi que des lois et règlements internationaux, nationaux et locaux. Les pêcheries estampillées MSC s'engagent à adapter leurs prélèvements à la disponibilité de chaque espèce et à n'en surexploiter aucune, ainsi qu'à surveiller de près l'évolution de la situation pour adapter ces paramètres en conséquence. Il existe également depuis 2017 un écolabel public français Pêche durable[1] qui intègre davantage de critères parmi lesquels les déchets et la pollution, l'énergie, la rémunération, la sécurité à bord et la qualité du produit. Plus anecdotique et moins contraignant, le label Artysanal du Forum mondial des pêcheurs et des travailleurs de la pêche, créé en 2013, concerne uniquement des bateaux de moins de 14 mètres qui « intègrent des critères liés à la lutte contre la surexploitation des poissons, à la sécurité des pêcheurs et à la fragilité du secteur de la pêche artisanale ». Les plus pointilleux et les plus méfiants s'assureront de choisir les espèces dont la pérennité est assurée et de préserver celles qui sont menacées en consultant le *Guide des espèces à l'usage des professionnels* d'Ethic Ocean, qui

1. Consulter ecolabel@franceagrimer.fr.

répertorie les produits de saison et les espèces soumises à une pêche responsable[1].

Mais, si pour vous, il n'est point de salut hors du bio certifié, reportez-vous sur les poissons d'élevage qui, eux, peuvent fièrement afficher le label AB à ne pas confondre avec le label ASC (Aquaculture Stewardship Council), lequel garantit uniquement une aquaculture responsable. Vous trouverez aussi des moules et autres produits de la conchyliculture véritablement bio (AB), garantis élevés dans une eau de haute qualité environnementale et sur des sites de production soumis à des normes strictes.

Tout ceci supposant bien entendu que l'océan lui-même soit encore un milieu bio, ce dont on peut douter dans la mesure où des modifications liées aux perturbateurs endocriniens ont été observées sur des poissons au large des îles Kerguelen, c'est-à-dire aussi loin de toute terre habitée qu'il est possible de l'être…

Pour les poissons d'eau douce, une fois encore, seul le label AB fait foi. Il vous garantit des poissons élevés sans pesticides, colorants ou stimulants de croissance chimiques, en limitant au maximum l'utilisation d'antibiotiques, avec une alimentation strictement contrôlée (éléments végétaux issus de l'agriculture biologique et garantis sans OGM, éléments animaux ne contribuant pas à la surpêche) et dans des conditions garantissant le bien-être animal.

Les « apparentés bio », ces faux amis

Biodynamique, issu de la permaculture, de l'agriculture raisonnée, de l'agriculture régénératrice, *organic*

1. Voir www.guidedesespeces.org ou www.ethic-ocean.org/article-guide-des-especes-3/.

(avec l'orthographe anglo-saxonne s'il vous plaît !), *slow*, *clean*... Le marketing vert ne manque pas d'imagination pour nous faire prendre des vessies pour des lanternes bio. Que signifient ces appellations ?

Biodynamie

Le nom, avec sa racine identique, peut prêter à confusion, mais en dépit de cette parenté étymologique et de certains points communs, bio et biodynamie ne sont pas interchangeables. La biodynamie, du grec « force de la vie », est en quelque sorte une agriculture bio poussée à l'extrême et baignée d'ésotérisme. Dérivée de l'anthroposophie théorisée par l'Autrichien Rudolf Steiner, la notion d'agriculture biodynamique apparaît en 1924 dans son *Cours aux agriculteurs*, une série de huit conférences dispensées à Koberwitz, dans un domaine agricole de Silésie. Elle repose sur l'idée de forces suprasensibles, de « forces cosmiques » et de « forces terrestres » dont l'équilibre est indispensable à la croissance saine des végétaux et des animaux. L'homme, lui, doit respecter ces forces invisibles, ainsi que les écosystèmes et les cycles naturels de la planète en harmonie puisque « la nature est un tout, les forces agissent de tous côtés, et celui dont l'esprit est capable de s'ouvrir à la manifestation de ces forces, celui-là comprend la nature. [...] le jour où nous parviendrons à retrouver le chemin vers le macrocosme, nous arriverons à nouveau à comprendre la nature et bien d'autres choses encore[1] ». Ce qui implique la recherche de symbioses entre la terre, les végétaux, les animaux et l'homme. Rien de bien

1. Rudolf Steiner, « Geisteswissenschaftliche Grundlagen zum Gedeihen der Landwirtschaft », (Landwirtschaftlicher Kursus), Koberwitz, 14 juin 1924, in *Écologie spirituelle*, Triades, 2011, p. 33.

méchant, me direz-vous, même si les « forces » évoquées ne correspondent à aucun phénomène identifié par la science. Steiner s'intéressait aussi beaucoup à l'influence des planètes et de la Lune sur les cultures. Vous avez peut-être déjà vu des « jours racines », « jours feuilles », etc. sur les calendriers de jardinage ? Eh bien, c'est une de ses disciples, Maria Thun, qui les « inventa ».

Le biodynamisme a refait surface dans les années 1960, à la faveur de la culture Peace and Love. Drôle de retournement de situation quand on songe que Himmler et les nazis comptent parmi les premiers adeptes des thèses de Steiner – il y aurait même eu une ferme biodynamique dans le camp de Dachau, où l'on se demande comment les fameuses forces terrestres et cosmiques pouvaient être le moins du monde en équilibre ! Bref, on dénombrait, en 2022, 255 051 hectares cultivés en biodynamie dans 55 pays, dont la France, au troisième rang mondial après l'Allemagne et l'Australie, avec quelque 24 579 hectares[1]. Selon l'association Demeter, qui certifie les produits issus de ces pratiques et attribue le label du même nom, plus d'un millier d'exploitations hexagonales pratiquaient la biodynamie en 2022, dont quelque sept cents en viticulture. Sans compter les adeptes non professionnels puisque la biodynamie convient aussi bien au jardinage du dimanche qu'à l'apiculture, à la polyculture, à l'élevage, au maraîchage, à la production de semences et, bien sûr, à la viticulture. Et les produits labellisés Demeter sont présents dans 65 pays.

En pratique, cela ressemble au bio puisqu'on limite au maximum les intrants agricoles (engrais, pesticides, herbicides) et qu'avant de songer à les éliminer, on

1. Demeter (www.demeter.fr/chiffres-france-et-international/).

cherche à vivre en harmonie avec les nuisibles, d'ailleurs plutôt considérés comme des lanceurs d'alerte, et les prédateurs du bétail. Cependant l'agriculteur converti à la biodynamie se doit aussi de considérer sa ferme, et chaque ferme, comme un « organisme agricole » vivant, doté de sa personnalité et de son caractère propres, et soumis à des énergies cosmiques susceptibles d'influencer sa « santé » et/ou de la « dynamiser » : outre la relativement classique influence lunaire, celle des planètes et des configurations zodiacales.

C'est quand on s'écarte de la théorie pour se préoccuper des méthodes préconisées pour assurer le bien-être de la ferme et l'équilibre des fameuses « forces » que l'on franchit le seuil du carrément bizarroïde... Afin de maîtriser ces fameuses forces cosmiques, Steiner propose diverses méthodes, parmi lesquelles le recours à une supplémentation minérale (chaux et azote, proclamés vecteurs des « forces terrestres », silice, soufre, phosphore et éléments métalliques pour les « forces cosmiques »), le travail de la terre suivant la position des constellations et les mouvements des planètes et l'utilisation de « préparations » maison spécifiques à base d'ingrédients naturels, tels que bouse, corne, ortie, pissenlit, etc. Surtout de corne, car la vache et ses cornes pourraient faire figure de symbole de l'agriculture biodynamique. On concocte également avec des plantes médicinales et les organes de ce bovin (vessie, mésentère, intestin et crâne d'animal domestique) des élixirs favorisant le compostage.

Je ne résiste pas au plaisir de vous présenter la star de l'agriculture biodynamique, la préparation « bouse de corne », aussi appelée « 500 ». On la fabrique en enfouissant dans le sol pendant les six mois d'hiver – chez moi l'hiver ne dure que trois mois, mais baste pour ça ! – des cornes de vaches remplies de bouse de vache.

Une fois la potion magique déterrée, le printemps venu, il suffit d'en « dynamiser » la quantité nécessaire en la brassant vigoureusement dans de l'eau pendant une heure avant de la pulvériser sur le sol en fin de journée. Étonnamment, eu égard au contexte, les systèmes de brassage mécaniques sont autorisés. Le reste sera stocké pour un usage ultérieur. Son pendant, « silice de corne », ou « 501 », se confectionne en fourrant cette fois les cornes de quartz broyé et en les enterrant pendant les six mois d'été (même remarque). Après « dynamisation » à l'eau, on pourra en pulvériser les cultures, cette fois au lever du jour. On y croit !

D'ailleurs, l'agriculture biologique et sa cousine biodynamique se valant sur le plan de la productivité, mon scepticisme quant à l'efficacité des influences cosmiques dûment captées comme des sacro-saintes « préparations » me paraît légitime. À noter toutefois, pour les amateurs de travaux manuels, le règlement n° 83 de 2007 du Conseil de l'Union européenne, qui définit les objectifs, principes et règles applicables à la production biologique, autorise l'usage de préparations biodynamiques.

Classique exemple de recours à la pensée magique, la biodynamie est classée parmi les pseudo-sciences et fait même l'objet d'une surveillance de la mission interministérielle de vigilance et de lutte contre les dérives sectaires Miviludes. Plus indulgent, le Cercle laïque pour la prévention du sectarisme tempère : « La difficulté principale lorsqu'on traite des institutions nées de l'anthroposophie en exerçant son esprit critique, c'est que, tel Janus, le dieu à deux têtes, les associations et organismes sont séduisants, souvent à juste titre et il semble difficile de ne pas les cautionner. Les aspects moins reluisants qu'il est parfois difficile de détecter ne doivent pas occulter les projets plus porteurs et vice versa. Il ne faut ni idéaliser ni diaboliser. » Cela étant, si les agriculteurs biodynamiques d'aujourd'hui gardent pour la plupart leurs distances avec l'anthroposophie, ils brassent gaillardement la bouse de corne et la silice de corne pour les redynamiser…

Depuis 1998, la biodynamie se décline également en Biodyvin, le label du Syndicat international des vignerons en culture biodynamique. Plus d'un grand cru a sauté le pas : pommard, Romanée-Conti (depuis 1985), Château Pontet-Canet. Je préfère espérer que leurs producteurs achètent leurs « préparations » toutes faites et que l'on n'enterre pas de cornes de vaches entre les ceps… La biodynamie proscrit l'ajout de levures, d'enzymes ou de tanins au cours de la vinification, mais les sulfites demeurent autorisés, tout comme la filtration du vin avec des colles animales (albumine, caséine), végétales (protéines de pois ou de blé) ou minérales (bentonite). En quoi il se différencie des vins « nature », sans additif aucun.

Permaculture

La permaculture se préoccupe avant tout d'agencer au mieux l'espace agricole afin d'optimiser celui-ci en fonction des cultures définies au préalable que l'on envisage. L'un de ses piliers, le « zoning », répartit la surface en zones que l'on affectera, en fonction de leur position et de leurs spécificités. On se penche ensuite sur les plantes choisies pour leur attribuer un secteur adapté à leurs besoins (ombre ou soleil, terrain humide ou sec, etc.) en tenant compte de leurs éventuelles interactions. On appelle ça le « compagnonnage des cultures ». En pratique, on associe par exemple de grandes espèces avec de plus petites, les premières offrant leur ombre aux secondes, tandis que ces dernières protègent le pied de leurs copines plus montantes. Mais pas que, car les plantes sont comme nous : certaines aiment la compagnie tandis que d'autres préfèrent davantage la solitude. Et surtout, il en est qui ne peuvent pas se souffrir ! Tout comme votre grand-mère évitait de planter des capucines près de ses rosiers car celles-ci attirent les pucerons, vous devrez apprendre quelles plantes « compagnonnent ». Pas de pommes de terre dans le carré voisin de vos tomates, par exemple : bien qu'elles fassent partie de la même espèce végétale, elles se haïssent. Les Atrides dans votre jardin – quand je vous dis que les plantes nous ressemblent... Mettez plutôt des carottes. En revanche, inutile de dresser leur thème astral : on n'est plus chez les biodynamiques !

La vision à long terme inhérente à la permaculture, qui explique d'ailleurs son nom, implique également de prévoir une succession de cultures sur les mêmes parcelles. Ainsi, lorsqu'une plante a terminé son cycle de vie, elle laisse la place à une espèce plus tardive. Tout le contraire des méthodes traditionnelles qui recommandent de bêcher et éventuellement d'amender le sol avant de replanter. Avec de tels principes, on imagine bien que le permaculteur n'abuse pas des intrants agricoles divers, mais ses produits ne sont pas pour autant éligibles au label AB. En clair, ils ne sont pas bio.

Agriculture raisonnée

Comme son nom l'indique, l'agriculture raisonnée se veut un juste milieu raisonnable entre les outrances de l'agriculture industrielle et les méthodes bio. L'idée consiste à optimiser le rendement tout en réduisant autant que possible l'utilisation de substances chimiques, afin de préserver la rentabilité de l'exploitation tout en limitant son impact sur l'environnement. Ça, ça me parle davantage, voyez-vous !

En termes réglementaires, elle est définie depuis un décret de 2002[1] modifié pour la dernière fois en février 2014 comme « la mise en œuvre, par l'exploitant agricole sur l'ensemble de son exploitation dans une approche globale de celle-ci, de moyens techniques et de pratiques agricoles conformes aux exigences du référentiel de l'agriculture raisonnée », lequel « porte sur le respect de l'environnement, la maîtrise des risques sanitaires, la santé et la sécurité au travail et le bien-être des animaux ». Cela passe aussi bien par l'information et la formation de l'exploitant et de ses salariés que par le suivi précis des méthodes et des produits utilisés pour les besoins des cultures et de l'élevage, afin d'utiliser les moyens appropriés de protection des cultures et de la santé et du bien-être des animaux tout en maîtrisant les intrants agricoles et les déchets produits. Les pratiques culturales doivent permettre la préservation des sols, limiter les risques de pollution, gérer de façon « économe et équilibrée » les ressources en eau, et contribuer à protéger les paysages et la diversité biologique. Ce qui signifie qu'un agriculteur qui fonctionne en mode raisonné peut employer les produits chimiques qu'il juge nécessaires et même recourir aux OGM.

Pour obtenir la qualification « agriculture raisonnée », c'est à l'exploitant qui juge la mériter de solliciter l'intervention d'un organisme certificateur indépendant agréé par l'État, seul habilité à attribuer celle-ci, pour une durée de cinq ans. Les certificateurs se chargent aussi

1. Décret n° 2002-631 du 25 avril 2002 relatif à la qualification des exploitations agricoles au titre de l'agriculture raisonnée.

d'assurer les contrôles nécessaires – assez fréquents – pour veiller au respect du cahier des charges imposé. Le producteur ainsi agréé bénéficie du label AR (pour « agriculture raisonnée »).

Des produits « raisonnablement » plus respectueux de la nature, c'est déjà un progrès, non ? Et cela permet de remplir les paniers du consommateur car le bio, c'est un peu comme la voiture électrique, si tout le monde s'y convertissait dès demain, la production ne suffirait pas pour répondre aux besoins. Pour les défenseurs de l'agriculture raisonnée, celle-ci représente une étape pertinente de cette transition écologique qu'on nous sert à toutes les sauces et, surtout, elle faciliterait la reconversion des exploitations intensives en donnant aux agriculteurs le temps d'apprendre à maîtriser les outils du bio. Les tenants du bio ne l'entendent évidemment pas de cette oreille et ne voient dans l'agriculture raisonnée qu'une tactique de l'ennemi pour induire en erreur le consommateur qui, le malheureux, va croire préserver sa santé en choisissant des produits AR, alors que ceux-ci peuvent contenir des produits chimiques ou des OGM. Pire encore, il existerait un risque de confusion entre les labels AR et AB.

Agriculture régénérative

Pour en finir avec ce tour d'horizon des méthodes agricoles non conventionnelles, un mot sur l'agriculture régénérative qui, vous l'aurez deviné, s'attache à favoriser la régénération des sols, de l'eau et de l'air, ainsi que la biodiversité. Le mouvement s'est initié dans les années 1970 quand on a commencé à constater combien les cultures intensives de l'après-guerre avaient appauvri les sols du monde entier, mais n'est véritablement entré dans le vocabulaire courant que depuis une dizaine d'années. Il s'agit aussi, selon l'association à but non lucratif Regeneration International, d'améliorer la rétention d'eau par les sols et la pureté des eaux de ruissellement, ainsi que le stockage du carbone dans les sols. Le tout visant à promouvoir la résilience des écosystèmes, cruciale à l'heure du réchauffement climatique.

Voilà pour la théorie et les objectifs. Concrètement, on minimise le travail des sols, afin de préserver son biotope (les êtres vivants qui l'habitent : micro-organismes, champignons, insectes, vers de terre...), en privilégiant dès que possible le semis direct sans labour. Ce qui protège contre l'érosion et la sécheresse. La diversification des cultures, avec des rotations longues, et l'utilisation d'engrais verts (semis de moutarde, féveroles, etc.), elle, accroît la fertilité des sols tout en limitant les risques de maladies et en contrant la pousse de mauvaises herbes.

HVE (Haute Valeur environnementale)

C'est le dernier arrivé sur nos rayonnages. Et un label de plus censé nous orienter vers des achats plus vertueux en termes environnementaux ! Il relève du Code rural et de la pêche maritime (article L. 640-2) et repose sur un cahier des charges. Le choix de la HVE est une démarche volontaire par laquelle l'exploitant choisit de garantir que ses pratiques agricoles préservent les écosystèmes et l'environnement (sol, eau, biodiversité...) et demande individuellement ou par le biais d'un organisme (coopérative, chambre d'agriculture...) la certification HVE. Celle-ci, la plus élevée des certifications environnementales accessibles aux exploitations agricoles, est attribuée pour trois ans par un organisme indépendant agréé par le ministère de l'Agriculture. En 2023, 36 225 exploitations françaises en bénéficiaient et pouvaient apposer le logo « Haute Valeur environnementale ». L'organisme certificateur assure aussi le suivi des engagements pris par les exploitants.

Ce n'est pas du bio, plutôt de l'agriculture raisonnée en version moins contraignante – si je saisis bien… De fait, il semble que la majorité des exploitations soient en mesure de l'obtenir au prix de quelques ajustements de leurs pratiques. Côté marketing, certaines enseignes n'hésitent pas à entretenir la confusion entre le bio, plus cher, et ce ronflant label HVE. La Fédération nationale d'agriculture biologique a d'ailleurs déposé un recours pour tromperie des consommateurs.

Sans résidu de pesticides

Là, on sort des appellations contrôlées pour entrer dans le domaine du pur marketing. Toutes les étiquettes « sans résidu de pesticide », « objectif zéro résidu de pesticides », « cultivé sans pesticides (de synthèse) », etc., imaginées par certaines marques, producteurs ou groupes de producteurs ne sont que des affirmations. Pas de cadre légal, ni de cahier des charges, aucun détail sur les critères retenus et bien sûr, aucun contrôle. Accessoirement, ces pseudo-labels n'apportent aucune garantie supplémentaire au consommateur puisque le niveau de résidus de pesticides toléré est strictement limité par la législation européenne à 0,01 mg par kilo[1] et que le respect de cette norme est contrôlé par l'EFSA, l'Autorité européenne de sécurité des aliments. Le rapport 2021 de cet organisme, le dernier disponible, indique que 96,1 % des échantillons analysés respectaient la limite légale, dont 58,1 % exempts de niveaux quantifiables de résidus.

---

1. Consulter https://ec.europa.eu/food/plant/pesticides/max_residue_levels/eu_rules_en#.

À noter : cela ne signifie pas que ces produits ont été cultivés sans pesticides puisque ceux-ci peuvent avoir été lessivés par les pluies, emportés par le vent… donc être bien présents dans l'air que nous respirons ou l'eau que nous buvons, même s'ils ne sont pas détectables sur les produits alimentaires analysés. Autrement dit, « sans résidu » ne signifie même pas qu'un produit est plus respectueux de l'environnement et de la biodiversité.

Naturel, organic, clean, slow…

Voilà des appellations chics mais encore plus vagues et moins contrôlées que le « sans résidu ». Intéressant pour les malins, le mot « *organic* » est l'équivalent anglo-saxon de notre bio. Un produit *organic* est donc théoriquement issu de l'agriculture biologique… mais ni certifié comme tel, ni contrôlé.

L'usage du qualificatif « *clean* » pour un produit alimentaire ou autre recourt à une belle image puisqu'il sous-entend que, a contrario, ses concurrents sont « sales » ou en tout cas « moins propres ». Comme bien d'autres, cette mode nous arrive tout droit d'outre-Atlantique, où l'on raffole du *clean eating* comme des *clean cosmetics.* C'est d'autant plus pratique pour les fabricants qu'il n'existe pour l'instant aucune définition de ce label, encore moins de réglementation pour l'encadrer ! En fait c'est surtout un concept véhiculé sur les réseaux sociaux (près de six millions de publications sur Instagram avec le mot clé *clean beauty* et un milliard de vues sur TikTok) qui surfe sur la vague du « sans additif »… L'ancienne star de télé-réalité anglaise Spencer Matthews, beau-frère de la princesse de Galles, a ainsi lancé une marque de breuvage sans alcool baptisée « *Clean Liquor* » : de l'alcool « propre » sans alcool, n'est-ce pas merveilleux ?

Les produits *slow* participent d'une démarche un peu différente puisqu'ils se réfèrent au mouvement Slow Food créé en 1986 par l'Italien Carlo Petrini pour s'insurger contre l'implantation d'un McDo – symbole du fast-food – près de la place d'Espagne, dans le centre historique de Rome. Cette mouvance s'attache à la préservation de la biodiversité et de l'environnement, plus qu'au caractère proprement bio des produits. Il prône aussi une juste rémunération des producteurs.

Quoi qu'il en soit, rien de tout cela n'est synonyme de bio.

Le marketing vert

Derrière les « faux amis » que nous venons d'évoquer, biodynamisme, permaculture, agriculture raisonnée et autres appellations contrôlées ou non se cache toute une démarche marketing. On évoque, tout sucre tout miel, son souci de la santé de la planète et des consommateurs, mais on cherche avant tout à vendre sa camelote ! Quand un géant de l'agroalimentaire en vient à vanter ses potages « entièrement à base de produits naturels », cela laisse songeur…

« Le bio, c'est pas du marketing », scandait voici quelques années un spot publicitaire. Est-ce bien vrai ? Qu'est-ce qui se cache derrière les slogans à résonance bio ? Du bio ou tout autre chose ? Vous avez sans doute déjà entendu parler de greenwashing, en VF « écoblanchiment ou marketing vert » ? On le définit comme « les pratiques consistant à utiliser abusivement un positionnement ou des pratiques écologiques à des fins marketing ». En somme, c'est une entreprise qui vise à abuser des acheteurs en quête de produits plus sains en usant d'artifices visuels pour faire croire au caractère bio d'un produit qui ne l'est pas du tout. On construira par exemple une identité visuelle autour de la couleur verte – associée dans notre inconscient à la nature et donc aux produits naturels – avec des étiquettes et des emballages à l'aspect « traditionnel », voire carrément vieillot. L'idée sous-jacente : ces produits existaient avant l'industrie agro-alimentaire, donc ils sont naturels, autrement dit sains. Certaines marques n'hésitent pas à créer de toutes pièces leurs propres « labels verts » dépourvus de toute valeur officielle et de toute signification. Vides d'éthique et de sens, mais fructueux. Cela fonctionne car on emprunte les codes classiques du bio, ceux que la filière bio emploie pour promouvoir ses produits « authentiques. » On n'hésite pas non plus à jouer sur les mots : le produit est « naturel », « écologique », « responsable », bref sur tout ce qui évoque le bio sans le nommer puisque ça, c'est interdit. Les plus rusés en rajoutent sur l'emballage indiqué comme « d'origine végétale », sans en préciser le pourcentage. Et ça marche… Peu de consommateurs savent qu'il n'est pas de vrai bio sans label AB. Quant à l'entreprise, elle gagne des clients et améliore son image sans modifier son produit.

Autre tactique typique du marketing verdisseur : mettre en avant un côté écologique du produit – parfois le seul – même si sa production ou son acheminement affiche une empreinte carbone désastreuse. Les exemples ne manquent pas : eaux en bouteille impeccablement filtrées par nos massifs montagneux dont le transport alourdit désastreusement l'empreinte carbone, fruits exotiques bio transportés par avion, huiles issues de cultures durables mais dont le processus de raffinement est beaucoup moins vertueux… D'autres vont centrer leur campagne sur un composant incontestablement naturel, mais présent en toute petite quantité. C'est le cas pour les produits estampillés « avec » tel ingrédient valorisé ou « sans » sucres ajoutés, conservateur, arômes artificiels, ou autres « méchantes » substances. Une dérive en résonance parfaite avec la société du paraître... Et si ça ne suffit pas, on ajoute quelques logos pour mieux brouiller les pistes : région d'origine, commerce équitable, recyclage et/ou compostabilité de l'emballage, Nutri-Score et on estampille le tout « produit du mois », si possible sélectionné par un panel de consommateurs... Rien à voir avec le bio ? Évidemment, mais avouez que ça en jette et que ça donne envie d'acheter ! Après tout, comme l'a dit H.G. Wells, « la publicité, ce sont des mensonges légalisés ».

Véridiques ou fallacieux, ces arguments s'adressent en priorité à deux cibles. D'abord les femmes, avec un accent tout particulier sur les mères de famille. En effet, quelle mère ne cherche pas à donner le meilleur à ses enfants ? Les marketeurs connaissent bien ce levier de consommation. Cible numéro deux : les jeunes. Les dix-huit à vingt ans sont très sensibilisés aux problématiques environnementales comme à la cause agricole et animale (l'effet Greta Thunberg !). Le marché a à cœur de s'adapter, au moins en apparence, à leur soif d'un monde meilleur. C'est ainsi que l'on a imaginé de promouvoir des bonbons bio, des céréales de petit déjeuner bio et que l'on prend soin de préciser que l'huile de palme utilisée dans leurs friandises préférées est issue de cultures durables ! Les voilà rassurés : leur marque chérie partage leurs valeurs. Emballez, c'est pesé !

Pour tenter de réguler le greenwashing, l'Autorité de régulation professionnelle de la publicité (ARRP) a édité une recommandation de développement durable pour l'élaboration des publicités qui touchent au domaine du développement durable et rappelle l'existence d'une norme ISO 14021 spécifiant les exigences relatives aux autodéclarations environnementales. Il ne s'agit cependant pour l'heure que d'un code de bonne conduite…

2

Le bio, c'est mieux pour les agriculteurs

Ça, c'est que les pubs aimeraient nous vendre. Des agriculteurs heureux de se lever pour parcourir leurs champs verdoyants, des éleveurs qui évoquent avec tendresse Marguerite, la laitière normande qui donne un si bon lait… La réalité n'est pas toujours aussi rose. S'il va de soi qu'il était grand temps d'interdire des substances mortifères auxquelles le monde agricole a payé un lourd tribut (cancers, problèmes respiratoires), les produits naturels de substitution ne se révèlent pas toujours aussi efficaces que prévu. D'ailleurs, dans certains cas, il n'existe aucun produit de remplacement… Pas bien grave quand on fait pousser des tomates et des fines herbes sur son balcon pour agrémenter ses salades, mais quand on doit en vivre, c'est autre chose. Une récolte fichue à cause d'une maladie ou d'un parasite que la chimie saurait éradiquer, c'est rageant.

La conversion au bio : réelle amélioration ou mirage ?

Oublions un peu notre approche intellectuelle du bio pour nous pencher sur ce que le passage au bio représente pour un agriculteur et les avantages que cela lui procure… ou pas. Au-delà de l'incontestable progrès que représente l'élimination d'un certain nombre de produits chimiques en termes de santé, à quoi ressemble la fameuse transition écologique pour ceux qui la pratique au quotidien, à la sueur de leur front ? Quand même à un petit retour en arrière, l'agriculture de grand-papa, les outils mécaniques en plus. Une existence plus rude.

Le Grenelle de l'environnement, en 2007, a donné une forte impulsion au développement de la filière biologique française, puisque parmi ses engagements figurait la multiplication par trois de la part de l'agriculture biologique avec 6 % de la surface agricole utile cultivée en bio en 2010 (contre 2,03 % en 2007), et 20 % en 2020, la réduction de moitié de l'usage des pesticides, et l'établissement d'une législation sur la coexistence entre les OGM et les autres cultures. L'objectif a été depuis révisé à 15 % des surfaces agricoles utiles en 2022 et 18 % à l'horizon 2027. Et pendant les quinze années qui ont suivi, le bio s'est incontestablement développé à un rythme soutenu, la surface cultivée en bio passant de 2,03 % à 10,7 %. Elle s'est accrue de 12 % entre 2019 et 2020 et de 9 % entre 2020 et 2021, pour brutalement ralentir entre 2021 et 2022 (+ 2,7 % seulement). Cela fait tout de même plus de 60 000 fermes, soit 14,2 % des fermes françaises et 2,88 millions d'hectares. Pour la deuxième année consécutive, la France affiche la première surface bio en Europe. On reste cependant en deçà des objectifs officiels et, outre le ralentissement des conversions au bio (5 245 nouveaux producteurs bio en 2022 contre 7 706 en 2021), on observe quelque 3 380 abandons de la filière bio au profit d'un mode de culture classique. L'Agence Bio assure toutefois que « parmi les arrêts de certification enregistrés en 2022, il apparaît que la moitié des arrêts relève de départs à la retraite (liquidation, changements administratifs de l'exploitation ou autres cessions...), et non d'un changement dans le choix de conduite de la ferme». Soit. Il semble tout de même que la filière bio fasse moins recette qu'auparavant.

J'emploie cette image à dessein car c'est là que le bât blesse. Au niveau des débouchés du bio. Les agriculteurs se retrouvent étranglés entre des coûts de production en hausse – car, même en bio, on met de l'essence dans son tracteur et on s'éclaire à l'électricité –, des acheteurs soucieux du prix de leur panier et des distributeurs attachés à leurs marges, si bien que pour certains produits bio, l'offre est désormais supérieure à la demande... Le gouvernement a annoncé une enveloppe d'aide de 60 millions d'euros et le ministre de l'Agriculture s'engage à faire respecter l'objectif de 20 % de produits bio dans les cantines « le plus vite possible », selon les termes employés par le Premier ministre lors de sa conférence de presse du 1er février 2024 (ce qui équivaut à un soutien additionnel de 120 millions), objectif qui aurait dû être atteint fin 2022 selon les termes de la loi Alimentation de 2018, dite loi Egalim. Or on plafonne actuellement à 6 % environ... et à moins de 1 % dans le secteur médico-social (hôpitaux, Ehpad, foyers pour personnes handicapées...), lequel représente 50 % de la restauration collective. Ces mesures d'urgence suffiront-elles à soutenir la filière bio ?

Le créneau du luxe : une niche pour le bio

Certains agriculteurs pionniers du bio ont réussi à se ménager de lucratives niches en concentrant leur activité sur des produits d'exception. Je ne résiste pas au plaisir de vous présenter les fabuleuses grappes de raisin à 50 euros le kilo produites dans le Brabant flamand, à quelques encablures de Bruxelles, depuis le milieu du XIXe siècle. Cultivées en bio... mais sous serre chauffée grâce à des panneaux solaires lorsque la météo le permet et sinon au gaz. L'examen en laboratoire des échantillons de terre permet d'ajouter les sels minéraux pour un apport optimal, on taille littéralement les pieds de vigne aux ciseaux et on importe à prix d'or des prédateurs en cas d'invasion d'insectes ! Impossible évidemment de les citer en exemple des bienfaits de la conversion au bio…

À quoi ressemblera l'agriculture biologique de demain ? Quel est son avenir ? On nous parle de safran cultivé sur les toits parisiens, de ruches en ville et de toitures végétalisées. La campagne en ville, c'est bien pour la qualité de l'air des villes et pour la biodiversité, mais ça reste anecdotique !

Le bio, plus rentable que l'agriculture conventionnelle ?

Un rapport de l'Insee de 2017 affirme[1] que l'agriculture bio est plus rentable que l'agriculture conventionnelle car même si elle affiche une productivité moindre, l'économie réalisée en renonçant aux intrants chimiques, les prix de vente plus élevés et le recours aux circuits courts compensent largement cet écart. L'étude a comparé la performance économique de 1 800 exploitations bio par rapport à 28 000 exploitations conventionnelles dans trois secteurs agricoles : le maraîchage, la viticulture et la production laitière.

Moins productive, l'agriculture bio emploie davantage de salariés, mais économise sur les engrais, pesticides et autres intrants. D'où l'argument souvent

1. Rapport Insee, *Les Acteurs économiques et l'environnement*, 2017.

invoqué par les partisans du bio d'une agriculture créatrice d'emplois, donc propre à revitaliser les territoires. Ces arguments s'appliquent à mon avis davantage aux grosses exploitations qu'aux jeunes agriculteurs qui parviennent à peine à se verser un salaire…

Les grands gagnants du choix bio, selon l'Insee, sont les viticulteurs, dont le chiffre d'affaires moyen (17 000 euros par hectare) est 46 % plus élevé que celui de leurs collègues cultivant en conventionnel, tout comme leur excédent brut d'exploitation (EBE) (6 400 euros par hectare contre 3 700), malgré des frais de personnel nettement supérieurs (× 1,5). Cela s'explique, semble-t-il, par le fait que bon nombre d'entre eux sont installés dans une zone AOP (Appellation d'origine protégée), ce qui les aide à pratiquer des prix de vente supérieurs de 10 à 40 % à ceux des vins classiques.

En maraîchage, en revanche, les producteurs bio affichent un chiffre d'affaires inférieur à celui des producteurs conventionnels (10 900 euros/hectare contre 12 500). Leur EBE moyen se révèle cependant supérieur (3 300 euros/hectare contre 2 500) du fait des économies réalisées sur les intrants de synthèse (engrais, amendements, produits de protection des plantes…). Beaucoup d'entre eux gagnent encore en rentabilité en commercialisant leurs légumes en circuit court.

Dans le secteur laitier, le troisième étudié par l'enquête de l'Insee, la supériorité de l'EBE des exploitants bio par rapport aux éleveurs conventionnels (20 % en moyenne) est principalement liée aux aides à l'agriculture bio puisque ni leurs prix de vente plus élevés, ni les moindres charges de nourriture liées à l'utilisation de fourrage provenant de l'exploitation ne suffisent à compenser un différentiel de productivité de l'ordre de 20 à 25 %. Une étude de FranceAgriMer et de l'Agence

Bio précise que, malgré le bond de la production bio (+ 53 % entre 2015 et 2018), les éleveurs bio vendent leur lait 450 euros les 1 000 litres, soit 40 % plus cher que le lait non bio.

Les céréaliers bio non plus ne s'en tirent pas trop mal, vendant la tonne de blé à 350-400 euros, deux fois et demie le tarif du « conventionnel ».

Il ne s'agit toutefois là que de moyennes qui ne reflètent pas les grandes disparités observées dans le monde rural.

Un bras de fer avec la grande distribution

Ces chiffres encourageants sont en outre antérieurs aux pressions tarifaires qui sévissent depuis la poussée inflationniste. Les marges des agriculteurs bio sont en péril… Tant que le bio demeurait un phénomène relativement marginal commercialisé dans des enseignes spécialisées dont les clients acceptaient de payer plus cher des produits à leur sens de meilleure qualité, la situation était simple. Mais chanter les vertus du bio et inciter tout un chacun à le préférer est nécessairement passé par l'apparition du bio dans les rayons de nos supermarchés et hypermarchés. Depuis, les producteurs et coopératives de producteurs doivent composer avec des distributeurs traditionnellement peu portés sur la philanthropie et qui veulent leur part du gâteau bio !

Une étude publiée en 2017 par l'UFC-Que Choisir a jeté un pavé dans la mare en soulignant les marges de la grande distribution, deux fois plus élevées pour le bio que pour les produits conventionnels[1]. C'est

1. Voir www.quechoisir.org/action-ufc-que-choisir-fruits-et-legumes-bio-les-sur-marges-de-la-grande-distribution-n45900/.

ce qui ressortait d'une enquête réalisée dans plus de 1 500 magasins sur vingt-quatre fruits et légumes qui représentent 86 % de la consommation de ce type d'aliment. Sur les trois fruits et légumes les plus consommés en France (pomme de terre, tomate et pomme), les marges brutes étaient même respectivement de 83 %, 109 % et 149 % supérieures à celles pratiquées dans le secteur agricole conventionnel. Pour le poireau, cette disparité atteignait même 165 % ! Cela signifie que sur une pomme bio, achetée 70 % plus cher au producteur que sa cousine lambda, le distributeur applique une marge brute deux fois et demie plus importante. L'étude estime que la grande distribution capte ainsi 41 % du surcoût du bio. Le suivi mené par l'UFC-Que Choisir indique qu'en 2019, cette marge brute globale n'avait diminué que de 6 % par rapport à l'étude de 2017 et restait en moyenne 75 % plus élevée dans le bio que dans le conventionnel.

Or la grande distribution représente aujourd'hui un tiers du marché des fruits et légumes bio, en deuxième position derrière les enseignes spécialisées (38 % de parts de marché pour les fruits et 29 % pour les légumes[1]). Ce qui permet à ces enseignes de faire pression sur les producteurs pour « serrer » leurs prix sans trop toucher à leurs marges. Voilà comment un œuf bio coûte en moyenne 0,28 euro en hypermarché et 0,37 euro dans une enseigne bio spécialisée, et comment, par le jeu des promos, vous trouverez parfois du lait bio au prix du lait normal, voire moins cher… De quoi remettre en question l'image de niche plus favorable pour les agriculteurs qui ressort de l'étude de l'Insee précitée.

1. Chiffres de 2021.

Pour le lait, un autre problème met en péril l'équilibre financier des exploitations bio : depuis 2021, la production de lait bio est supérieure de près d'un tiers à la demande. Cela résulte d'une cause structurelle : développement plus rapide de la collecte de lait bio (elle a plus que doublé entre 2016 et 2021 pour dépasser 1,2 milliard de litres) que de celle de la fabrication de produits laitiers biologiques. Le lait bio excédentaire peut alors être « déclassé » en lait ordinaire… et payé moins cher. À cela s'ajoute un fléchissement de la consommation depuis avec un taux de croissance négatif en 2021 (– 5,5 %). Une tendance similaire s'observe pour les légumes bio : après un pic de croissance en 2020 (+ 8 % par rapport à 2019), un repli s'est amorcé en 2021 (– 9 %) et confirmé en 2022 (– 12 % pour les légumes bio). Pour comparer, les achats de légumes non bio n'ont reculé que de 3 % en 2021 et 5 % en 2022). S'agissant des fruits, dont les achats avaient commencé à se tasser dès 2020 (+ 3 % seulement au lieu de + 10 % en 2019), le marché a baissé de 9 % durant les années 2021 et 2022, bien davantage que pour les autres fruits (– 6 % en 2021 et – 1 % en 2022)[1].

Sans surprise, les grandes enseignes de distribution se récrient, invoquant des coûts d'exploitation plus élevés et des produits achetés plus cher aux producteurs. « Les marges sont plus faibles sur les produits bio que sur le non bio », a même affirmé l'organisation qui représente les Carrefour, Casino et autres Auchan. Leur syndicat professionnel, la FCD, lui, s'est fendu d'un mini-cours de comptabilité pour expliquer la différence entre les marges brutes – qui comprennent les coûts de

1. Rapport 2023 de l'Observatoire de la formation des prix et des marges des produits alimentaires.

distribution (loyer, chauffage, salaires, logistique, pertes, etc.) et les marges nettes. Si le bio génère effectivement des coûts supplémentaires : fruits et légumes plus chers à l'achat, plus fragiles puisque non traités et il faut prévoir pour eux un emballage différent, cela n'explique pas tout et le ministre de l'Agriculture a admis qu'une discussion s'imposait avec les acteurs du secteur sur « la marge [...] plus grande sur le bio que sur les autres produits ».

Les distributeurs ont beau jeu de se poser en défenseurs du consommateur demandeur de bio. Leur argument massue : les clients veulent du bio, à nous de leur proposer du bio moins cher. C'est oublier un peu vite que si les agriculteurs étranglés par la pression sur les prix des denrées alimentaires se sont convertis au bio, c'est bien dans l'espoir de vendre mieux et, ainsi, de vivre mieux ! Déjà victimes de la baisse des prix alimentaires conventionnels, ils n'entendent pas jouer de nouveau les dindons de la farce. Raison pour laquelle ces agriculteurs privilégient dès que possible les circuits courts qui leur assurent des marges plus confortables, mais cela reste des circuits de distribution marginaux.

Le bio, c'est meilleur pour les sols

Forcément, songez-vous, puisqu'on ne mélange plus de cochonneries à la terre. Moui... Tout dépend ce qu'on entend par « cochonneries » : les engrais naturels tels que le fumier, le crottin, voire les excréments humains ne sont pas précisément ragoûtants. Ils peuvent en outre être contaminés par des parasites ou des bactéries, et propager des maladies via les cours d'eau et nappes phréatiques. Savez-vous comment le choléra, les hépatites A et E, la fièvre typhoïde, la poliomyélite, la dysenterie et les gastro-entérites se propagent ? Par l'eau contaminée. Sans parler des parasitoses comme les amibiases ou la douve du foie. Et savez-vous qu'elles tuent chaque année plus d'un demi-million de personnes, en toute « bio-itude » ? Alors, mettons un peu la pédale douce sur l'exaltation des bienfaits de mère Nature !

Qu'en est-il des sols eux-mêmes ? L'Institut de recherche de l'agriculture biologique suisse (FiBL) mène depuis 1978 un projet toujours en cours baptisé Essai DOC, une vaste enquête visant à comparer dans la durée les systèmes de production conventionnels, biologiques et biodynamiques[1]. Il a donné lieu à plus de deux cents publications scientifiques et fait l'objet de plusieurs thèses de doctorat. Conclusion de ces quarante-cinq années de recherche : « Les sols cultivés selon les méthodes de l'agriculture biologique et, plus particulièrement, de l'agriculture biodynamique renferment davantage d'humus, présentent une plus grande activité biologique, sont plus riches en espèces et produisent moins de gaz à effet de serre. » En outre « dans les sols cultivés selon les méthodes biologiques, la masse des micro-organismes est supérieure de 30 % environ et dans les sols cultivés selon les méthodes biodynamiques de 60 % environ par rapport aux parcelles conventionnelles ». En clair, les sols apprécient le bio.

Mais malheureusement pas au point de nous rendre nos bons soins bio au centuple puisqu'ils affichent aussi un rendement moyen inférieur de 20 % et de plus d'un tiers pour les pommes de terre…

1. Voir www.fibl.org/fr/sujets/project-base-donnees/projet-item/project/404.

Le bio, c'est moins de pesticides

Voilà LE grand sujet qui agite le microcosme bio : les agriculteurs qui refusent le bio ne sont rien moins que des empoisonneurs qui placent leurs rendements au-dessus des impératifs environnementaux et de la santé publique. Des suppôts de Monsanto, le fabricant du Roundup, ce fameux et très controversé produit à base de glyphosate. Et puis quoi encore ? Vous en connaissez beaucoup, vous, des agriculteurs hexagonaux qui nagent dans l'opulence et s'accrochent à leurs profits acquis aux dépens de notre santé ? Pour la plupart de ceux qui cultivent en conventionnel, les engrais, pesticides, herbicides et autres intrants chimiques sont des outils propres à faciliter leur rude labeur et à se protéger un peu d'une nature qu'ils savent sans pitié. Écoutez-les parler : il pleut trop, il n'a pas plu assez, la sécheresse rend les sols impossibles à travailler, le soleil brûle les cultures, un orage de grêle a anéanti la moitié de ma récolte, pourvu qu'il ne gèle pas cette nuit, sinon ma récolte de pommes sera mort-née... L'universellement bienveillante mère Nature chère aux bobos fait plutôt pour eux figure au mieux de partenaire majoritaire, au pire d'adversaire. De grâce, halte à l'agribashing .

Les néoruraux, ces urbains qui ont redécouvert la campagne à la faveur des confinements, entendent pour leur part élever leurs bambins dans une nature bucolique fantasmée. Ils ont quitté la ville pour fuir la pollution, ce n'est pas pour subir à présent des épandages de pesticides ! L'eau du ruisseau qui serpente au bout de leur jardin doit être vierge de tout résidu chimique. Avec le zèle de missionnaires partis évangéliser les « sauvages » des îles des mers du Sud, ces nouveaux habitants entendent enseigner à leurs nouveaux voisins leur catéchisme bio. Ces malheureux ne comprennent-ils pas qu'ils mettent en péril non seulement l'avenir de leurs petits, mais aussi celui de tout l'écosystème qui les entoure – voire de notre planète dans son ensemble ? Parfois, ils parviennent même à influencer les édiles de communes en mal d'impôts locaux, qui acceptent d'interdire les épandages près de chez ces nouveaux habitants... On a vu ainsi, voici quelques années, des arrêtés délirants – et parfaitement illégaux : vous vous souvenez peut-être de l'arrêté anti-pesticides du maire de Langouët qui avait fait couler beaucoup d'encre ? M. Cueff avait décidé d'interdire l'utilisation de ces substances dans certaines zones, invoquant le principe de précaution. La justice, saisie par la préfecture, a sans tarder suspendu le texte. Une vingtaine d'autres maires ont suivi le mouvement. En 2019, un arrêté a banni tout produit phytopharmaceutique « à moins de 10 mètres de toute habitation ou espace public » dans une commune viticole du Bordelais. L'idée étant de pallier la « carence » du ministère de la Transition écologique et solidaire, responsable de la protection des riverains des zones traitées aux pesticides... Mais au fait, que dit la loi ?

Les Zones de non-traitement (ZNT)

La législation française prévoit des zones de non-traitement. Depuis l'arrêté du 27 décembre 2019, relatif aux mesures de protection des personnes lors de l'utilisation de produits phytopharmaceutiques, qui est entré en vigueur au 1er janvier 2020, il est interdit de traiter à moins de 5 mètres des cours d'eau et des points d'eau, sauf avec des produits estampillés « absence de ZNT » ou autorisés sur les zones humides. Près des zones d'habitation et des établissements accueillant des personnes vulnérables (enfants, personnes âgées, personnes adultes handicapées, centres hospitaliers et hôpitaux, établissements de santé ou de soins), et aussi près de lieux de travail ; la ZNT est de 10 mètres pour le traitement des parties aériennes des plantes en arboriculture, viticulture, pour les arbres et arbustes, la forêt, les petits fruits et les cultures ornementales de plus de 50 centimètres de hauteur, les bananiers et le houblon. Elle est ramenée à 5 mètres pour les autres cultures. En revanche, dès que le produit contient une substance classée CMR1 [1], particulièrement toxique ou perturbateur endocrinien, elle est portée à 20 mètres incompressibles. Les produits bio (agréés AB et produits de biocontrôle) sont exemptés de ZNT. À noter : on peut traiter plus près des habitations occupées de façon irrégulière ou discontinue, pour peu qu'elles soient vacantes le jour du traitement et pendant les deux jours qui suivent.

Un arrêté national du 14 février 2023, publié le 21 mars 2023, fixe en outre une distance incompressible de 10 mètres pour un certain nombre de produits classés CMR2 [2] – c'est la ZNT riverains 2023 Distance de sécurité des personnes présentes et des riverains (DSPPR). Nouveauté : certains produits de biocontrôle utilisés en viticulture, dont le soufre, sont désormais soumis à une ZNT. Eh oui, surprise, surprise : bio ne signifie pas absence de pollution, juste une pollution plus « naturelle » !

J'entends déjà les cris d'orfraie des anti-pesticides : 10 mètres seulement ? Mais s'il y a du vent, cela va arriver jusqu'à mes fenêtres ! On pollue le bon air et les terres vierges de ma campagne ! Pour remettre les choses en perspective, précisons que 0,2 % seulement de la surface agricole utile française se situe à moins de 10 mètres de

1. Cancérogène, mutagène et reprotoxique du groupe 1.
2. Susceptibles d'être cancérogènes, mutagènes et toxiques pour la reproduction (CMR).

bâtiments[1] avec peu ou prou la moitié de cette surface déjà en cultures non traitées. En viticulture, la ZNT concerne environ 3 % des surfaces et 1,5 % du vignoble bordelais. Si l'on étendait la distance de non-traitement à 50 mètres, cette proportion grimperait à 5 % et à 29 % si celle-ci était de 150 mètres et, dans cette dernière hypothèse, concernerait 53 % des vergers et 45 % des vignobles. Ajoutons que, puisque la nouvelle réglementation concerne aussi quelques produits de biocontrôle, même le passage à des cultures bio ne résoudrait pas la question. Il faudrait en outre choisir les cultures les moins exigeantes en intrants phytosanitaires (pâtures, prairies de fauche, luzerne, chanvre, fétuque...). Ce qui impliquerait une planification à l'échelle nationale. De bons vieux plans quinquennaux à la soviétique... Pas très novateur, tout ça !

Comprenons-nous bien : je ne suis pas en train de nier le problème de la pollution agricole. Même si vous ou moi cultivons nos jardins respectifs sans aucun produit chimique, rien ne nous garantit que nous ne récolterons pas, via le vent ou la pluie, ceux utilisés par les agriculteurs des alentours. Et quand on me dit qu'aucune nappe phréatique ni ondée n'est plus exempte de contaminants, cela ne me réjouit guère. J'essaie cependant de comprendre le point de vue de chacun et de mettre en évidence la tentation passéiste qui accompagne souvent le choix du tout-bio. L'un des écueils de cette option réside d'ailleurs dans l'absence de véritable volonté de rechercher des solutions alternatives aux substances chimiques les plus utilisées. Quand le militantisme s'en mêle, le risque est grand de troquer une vraie démarche

1. Étude de l'Université Paris-Saclay d'AgroParisTech et de l'Inrae publiée en décembre 2022 dans *Building and Environment.*

scientifique contre la recherche de preuves appuyant un postulat de départ… Laurence Marandola, porte-parole du syndicat Confédération paysanne, soutient, elle, que « si on ne fixe pas un horizon proche pour l'interdiction, la recherche sérieuse d'alternatives ne se fait pas ».

Car les agriculteurs bien conscients du problème – et les premières victimes du risque phytosanitaire puisqu'ils absorbent des doses de polluants sans commune mesure avec celles auxquelles nous pouvons être exposés – se montrent tout prêts à limiter au maximum l'usage de ces substances et même à les abandonner complètement pour peu qu'on leur propose une solution de remplacement. Et c'est là où le bât blesse. En effet, les agriculteurs sont aujourd'hui confrontés au dilemme suivant : continuer de passer pour des empoisonneurs ou mettre en péril leur gagne-pain car, n'en déplaise aux militants bio, il existe à l'heure actuelle des produits irremplaçables, dans le sens où il n'existe pas d'alternatives « naturelles » fiables.

C'est le cas, évidemment, du glyphosate, qu'on ne peut troquer, à l'heure actuelle que contre… un désherbage mécanique ! J'ai craint de ne pouvoir inclure dans ce livre la décision de l'UE sur ce pesticide, tant le feuilleton se prolongeait. Au grand dam des écologistes, les 27 États membres de l'Union n'ont pas réussi à s'entendre sur les modalités de son interdiction, et la proposition de Bruxelles de reconduire pour dix ans l'autorisation de l'utiliser a été votée le 16 novembre 2023 (la France, première puissance agricole de l'UE, a choisi de s'abstenir). C'est à chaque État qu'il incombe désormais d'autoriser tel ou tel produit à base de glyphosate et d'en fixer les règles pratiques d'utilisation, mais aussi d'en restreindre éventuellement l'usage pour limiter l'exposition des populations et la pollution des eaux.

Les betteraviers rencontrent un problème similaire avec les néonicotinoïdes, à ce détail près que ces pesticides ne présentent pas de toxicité pour les humains, mais pour les abeilles. Il ne s'agit donc plus d'un péril de santé publique mais d'un danger pour la biodiversité. D'où cette question philosophique : la survie d'un agriculteur importe-t-elle plus ou moins que celle d'un essaim d'abeilles ? La réponse diffère en toute logique selon que vous êtes ou non directement confronté à cette alternative.

L'affaire se complique car les agriculteurs bio se montrent presque aussi virulents que les « civils » envers ceux de leurs confrères qui persistent à vouloir utiliser ces substances…

Ce malaise s'est cristallisé, au tournant de l'année 2024, avec la mobilisation d'un monde agricole excédé par les normes à respecter, toujours plus nombreuses, et le plan Écophyto 2030 qui prévoit une diminution de moitié de l'utilisation des pesticides d'ici 2030, y compris certains « irremplaçables ». On nous parle beaucoup de souveraineté alimentaire, mais comment nos producteurs peuvent-ils lutter contre la concurrence de producteurs étrangers plus libres de leurs choix de production ? Pour la FNSEA, cela conduira inévitablement « à importer plus et à détruire l'agriculture française ». Dans un souci d'apaisement, le gouvernement a annoncé en février 2024, une « mise à l'arrêt » de ce plan. La suite au prochain numéro…

Bio superfétatoire

Pour certaines cultures, le choix du bio ne présente aucun intérêt :

- Quelques plantes se protègent très efficacement toutes seules, comme le kiwi. La plupart des kiwis français sont bio ou « presque bio » car c'est un fruit presque dépourvu d'ennemis. Pas besoin de le traiter, donc, ou avec des répulsifs naturels, bien suffisants pour le protéger. Idem pour sa conservation.
- Les fruits et légumes dont la peau épaisse et non comestible les protège contre les contaminations extérieures des pesticides et/ou qu'on ne mange de toute façon pas : pastèque, potiron, châtaignes, etc.
- Les fruits climactériques, capables de mûrir naturellement après récolte car ils synthétisent de l'éthylène, peuvent être récoltés avant maturation complète et achetés encore un peu verts : pas de problème de conservation, donc.

Les pesticides bio

Oui, vous avez bien lu ! Des pesticides bio. Non, ce n'est pas un oxymore. Un Français sur deux environ l'ignore, car les défenseurs du secteur se gardent autant que possible d'en parler, mais l'agriculture bio utilise elle aussi des pesticides. Ces agriculteurs préfèrent évoquer le recours à des « solutions naturelles », sans développer plus avant. Il faut dire que quand on interroge les consommateurs, le choix de produits bio repose au premier chef sur leur caractère plus sain, notamment à cause de l'absence de résidus de pesticides… Et comme la mouvance bio a érigé les pesticides en épouvantail, en monstre à abattre, ils redoutent de perdre toute crédibilité – et toute clientèle – si ce secret de polichinelle venait à s'éventer. Cela reviendrait presque à remettre en question la notion même de bio telle qu'on la perçoit en général !

On a vu que la législation limite si largement les résidus de produits phytosanitaires dans les denrées alimentaires que la mention « sans résidu de pesticides » relève essentiellement du marketing, donc je m'intéresse moins à la question de l'éventuelle nocivité des pesticides bio qu'à l'idée reçue qui veut qu'ils n'existent pas, et au fait que l'on croie se prémunir contre leur contact répugnant en consommant bio.

Quand vos interlocuteurs comprennent que vous n'entendez pas lâcher l'affaire, ils prennent un air docte pour vous expliquer qu'en bio, on n'utilise que des pesticides d'origine naturelle. La belle affaire ! Nul besoin d'être chimiste pour deviner qu'un pesticide qui fonctionne ressemble forcément beaucoup aux produits de synthèse qui remplissent le même office (de la même façon qu'un médicament à base de plantes renferme en général un principe actif similaire à celui de la préparation chimique à laquelle on veut le substituer). Comme toutes les plantations, les cultures bio sont souvent en butte aux attaques de ravageurs, de champignons et de moisissures, contre lesquels les agriculteurs doivent se protéger pour espérer une récolte digne de ce nom. Pour ce faire, ils recourent exclusivement à des produits provenant d'une source naturelle (certains pays autorisent aussi les substances naturelles produites par synthèse), bien évidemment toxiques pour les indésirables qu'ils visent à éliminer. Sinon, quel intérêt ? Quelque 350 substances sont ainsi autorisées en agriculture bio. Tout de même.

Tout ramasseur de champignons le sait : naturel n'équivaut pas à inoffensif. La nature regorge de substances tout aussi nocives pour le corps que pour l'environnement. Prenez les plantes médicinales, pour la plupart sauvages et incontestablement bio : sur les plus de 28 000 espèces répertoriées à ce jour, seules 140 sont en vente libre, les autres étant potentiellement toxiques... L'exemple classique, en agriculture, est celui de la roténone, un insecticide extrait de plantes tropicales. Indubitablement naturel et d'une efficacité reconnue. Malheureusement, une étude a révélé que ce dérivé de plantes accroissait le risque pour les rats – et peut-être donc aussi pour l'homme – de développer la maladie de Parkinson. Sans attendre d'observer une flambée de Parkinson parmi les agriculteurs bio, l'Union européenne a interdit la roténone en 2011. Elle se révèle en outre extrêmement toxique pour les abeilles, tout comme les pesticides bio à base de pyrèthre et de pyréthrines extraits de certaines variétés de chrysanthème. Ils agissent sur le système nerveux des insectes, mais malheureusement de tous les insectes, indésirables comme auxiliaires, y compris les abeilles. Ils empoisonnent aussi les poissons d'eau douce. Accessoirement, les fleurs à partir desquelles ces insecticides sont fabriqués proviennent principalement du Kenya, où elles sont cultivées avec des traitements insecticides conventionnels (et cueillies à la main par les femmes pour un salaire de misère) ! L'azadirachtine, extraite du margousier *Azadirachta indica*, se révèle nettement moins nocive pour Maya et ses sœurs. Pour certaines espèces de poissons-chats, en revanche... Bref, tous les pesticides, même bio, visent à tuer et le fait qu'ils proviennent d'une source naturelle n'implique pas l'absence de danger pour l'environnement. En outre, du fait même de leur origine naturelle, ils subissent peu de tests avant commercialisation.

Parmi les autres pesticides largement utilisés en bio figure le sulfate de cuivre, ingrédient de base de la bouillie bordelaise. On utilise ce produit pour protéger les cultures maraîchères, viticoles et arboricoles contre les champignons comme le mildiou et contre diverses atteintes bactériennes. Deux mille tonnes de cette mixture sont épandues chaque année. Or, le cuivre n'est pas biodégradable et s'accumule donc dans les sols. Les tests menés par l'Inrae (Institut national de la recherche pour l'agriculture, l'alimentation et l'environnement) ont ainsi décelé des teneurs cent fois supérieures à la normale dans certains vignobles… Pour modérer les abus, la Commission européenne a limité la quantité de cuivre épandue sous forme de bouillie bordelaise à 6 kilos par hectare et par an, puis à 4 kilos en janvier 2019, avec un maximum de 28 kilos sur sept ans.

Résumons : les pesticides bio existent et ne sont anodins ni pour la santé des agriculteurs ni pour l'environnement. Et comme, en plus, leur efficacité n'égale pas celle des substances de synthèse développées par les agronomes, il arrive qu'une exploitation bio soit amenée à utiliser davantage de pesticides qu'une exploitation conventionnelle. Et comme les rendements en bio sont eux aussi inférieurs, il leur faut également exploiter une surface nettement plus importante pour obtenir une production équivalente, ce qui demande encore plus de pesticides… Or s'il est un point sur lequel tous les camps s'accordent, c'est qu'il convient de limiter autant que possible l'utilisation d'intrants agricoles, naturels ou chimiques. On voit bien qu'inciter les agriculteurs à privilégier les produits naturels relève d'un choix purement idéologique et potentiellement nocif pour l'environnement…

Les exigences contradictoires des consommateurs

On veut du bio, on veut des coquelicots, c'est entendu, mais on veut aussi des jolis plateaux de fruits, des courgettes et des tomates dignes d'un tableau d'Arcimboldo, des raisins et des citrons aux allures de barbotine ! Or l'une des raisons pour lesquelles les producteurs recourent aux substances phytosanitaires réside dans le souci, que l'on pourrait dire cosmétique, d'obtenir des fruits et légumes attrayants que nous aurons envie d'acheter. Apparemment, les convertis au bio obéissent à d'autres critères que le consommateur moyen : le caractère sain de leur achat supplante à leurs yeux toute autre considération… Les autres sont attachés à la qualité visuelle du produit. Ce n'est pas parce qu'on cultive ses pommes et ses tomates sans aucun pesticide et qu'on s'en régale, même si les premières se révèlent un peu difformes et véreuses et les secondes pour le moins biscornues, qu'on accepterait d'acheter des denrées d'aussi piètre apparence, surtout à un prix plus élevé que pour la production conventionnelle…

Si vous avez visité Cuba, vous aurez vu sur les marchés à quoi ressemble le bio intégral. Celui qu'on obtient quand on ne dispose d'aucune ressource phytosanitaire moderne. L'embargo américain a en effet contraint les agriculteurs de cette île caribéenne au bio le plus strict, celui de nos grands-parents, et aux problèmes d'approvisionnement qui l'accompagnent. Qui pourrait voir là une piste raisonnable, avec bientôt 10 milliards d'humains à nourrir ?

Chacun ses choix. J'ai récemment vu en vente sur un très chic marché parisien les pissenlits que j'arrache méthodiquement dans mon jardin, proposés à 16,50 euros le kilo. Et il ne s'agissait même pas de la variété finement découpée que l'on déguste en salade dans les campagnes, mais bien des grosses feuilles réservées aux lapins, de surcroît présentées avec leurs fleurs, que je n'ai jamais vu personne servir à table! Mais ils étaient bio – forcément puisqu'ils font partie des « mauvaises herbes » que les désherbants visent à éliminer. Là on atteint, je crois, le paroxysme du bio!

3

Élevage bio = animaux heureux

Ah ! ce fringant fermier qui nous parle avec des trémolos dans la voix de « ses filles », comprendre ses vaches, qui se fait du mauvais sang parce que l'une d'elles s'est égarée. C'est ainsi que le citadin aime à imaginer l'élevage. Tout en tendresse. Au grand air. Mais qu'en est-il en réalité ?

Échaudés par les scandales sanitaires qui ont secoué le panier de la ménagère depuis 1996 et la crise de la « vache folle » – poulets à la dioxine, lasagnes à la viande de cheval et autres contaminations à l'E. coli, salmonelles, listeria et fipronil –, les consommateurs se sont assez facilement laissé convaincre de préférer la viande bio. À la clé une progression en flèche des volumes abattus, quasiment multipliés par sept entre 2005 et 2021, selon le syndicat de la viande, Interbev. La tendance s'est inversée depuis avec, en 2022, un recul de 6 % des volumes d'abattage, le premier constaté depuis la création de l'Observatoire des viandes bio, en 2005. S'agit-il d'une crise conjoncturelle liée à la situation économique, ou d'un désamour plus durable ? Seul l'avenir le dira.

Revenons pour l'heure sur les spécificités de l'élevage bio et ses promesses relatives au bonheur animal. Celles-ci existent-elles en dehors de nos fantasmes d'urbains en mal de nature et des spots publicitaires ?

L'élevage bio en détail

L'élevage bio français, c'est 21 500 exploitants et 1 372 apiculteurs[1]. Cela représente plus d'un demi-million de bovins, presque autant d'ovins, 121 000 chèvres, 19 500 truies et la bagatelle de 13,62 millions de poulets de chair et de 9,64 millions de poules pondeuses, pour les abeilles, on décompte heureusement les ruches, au nombre de 237 500. Penchons-nous à présent sur ce qui distingue les conditions de vie de ces animaux de celles des pensionnaires d'élevages classiques.

Comme pour les productions agricoles, un éleveur doit pour pouvoir se dire bio obtenir le label AB, production animale bio, lequel répond à un cahier des charges aussi précis que détaillé. Première exigence, en toute logique : une alimentation bio à 90 % au moins et provenant en majorité de la ferme d'élevage. Pas de farines animales ni de tourteaux de soja aux pesticides dans les mangeoires. En fait, les animaux doivent pouvoir se nourrir librement et accéder à des pâturages. Cela va de pair avec l'obligation de les laisser vivre en liberté « dans des conditions adaptées à leur comportement naturel » : accès à des parcours en extérieur, reproduction naturelle, faculté pour les jeunes de téter leur mère aussi longtemps que nécessaire. Le bétail doit en outre disposer d'un lieu de couchage « propre, sec et confortable », sans surpopulation. La taille des bâtiments réservés à l'élevage est donc limitée, tout comme la densité des animaux, avec une surface minimum déterminée allouée à chacun (les poules pondeuses, par exemple, ne doivent pas être plus de 6 par mètre carré), paillée, dans un espace bien aéré et éclairé.

1. Agence Bio, panorama 2022.

On compte principalement sur les mesures de prévention et la bonne hygiène de vie des animaux pour éviter les maladies et, si celles-ci surviennent, on recourt en priorité aux traitements naturels, les antibiotiques ne pouvant intervenir qu'en dernier recours. Évidemment, on ne donne pas d'hormones de croissance ! Enfin, « toute souffrance doit être réduite au minimum pendant toute la durée de vie de l'animal, y compris lors de l'abattage ». Le respect de ces règles est contrôlé selon un rythme annuel par les organismes certificateurs.

Les normes de production animale en bio relèvent du règlement bio adopté en 1991 et révisé pour la dernière fois en 2018 (dispositions entrées en vigueur en 2022[1]). À l'origine, lorsque l'Union européenne a créé le label bio – l'Eurofeuille évoquée au chapitre précédent – et le cahier des charges en fixant les règles d'utilisation et d'attribution, celui-ci ne s'appliquait pas aux productions animales. L'idée était d'instaurer un label qualitatif, un peu dans la veine de l'AOP (appellation d'origine protégée) ou de l'IGP (indication géographique protégée), propre à signaler les produits aux consommateurs… et aussi à justifier leur prix de vente plus élevé. Le règlement d'exécution de 1999 a étendu le champ d'application du règlement de 1991 aux produits animaux. Avec des règles censées favoriser leur bien-être. À voir…

Animaux malades mal soignés

D'abord, pour respecter le cahier des charges bio, on n'a pas le droit de soigner les bêtes comme on le souhaite quand elles sont malades. Les antibiotiques, notamment,

1. Consulter https://eur-lex.europa.eu/legal-content/FR/TXT/PDF/?uri=CELEX:02020R0464-20211125&from=EN.

sans être proscrits, sont vivement découragés. Alors, en pratique, on fait comment ? Avec quels produits ? Le postulat de base selon lequel les meilleures conditions d'élevage en bio préservent la santé des animaux et stimulent leurs défenses naturelles est très gentil mais si vivre dans la nature ou une vie « naturelle » prémunissait contre les maladies, cela se saurait ! L'éleveur bio doit utiliser en première intention des remèdes naturels (homéopathie ou phytothérapie) relevant des médecines douces. Ce n'est que pour les affections graves contre lesquelles ces traitements se sont révélés inefficaces qu'il pourra recourir aux antibiotiques et aux autres médicaments « chimiques ». Encore faut-il d'abord tenter une thérapeutique « douce » – même quand on sait d'avance que cela ne suffira pas. En outre, le nombre annuel de traitements médicamenteux est strictement limité. C'est dire qu'il ne fait pas bon tomber malade pour l'animal élevé en bio… Mettez-vous un peu à la place de la pauvre vache souffrant d'un abcès : il lui faudra d'abord attendre de voir s'il guérit de lui-même, puis subir d'inefficaces cataplasmes de feuilles de chou ou Dieu sait quoi d'autre avant de bénéficier – enfin, si par chance elle n'a pas déjà été trop souvent malade au cours de l'année écoulée – de la pommade antibiotique qui aurait pu la soulager en trois jours et lui épargner bien des souffrances. À quoi bon vivre en captivité, je vous le demande !

Ajoutons à cela que les agriculteurs ainsi amenés à traiter eux-mêmes leurs animaux ne sont pas plus vétérinaires que vous et moi ! Or 70 à 80 % d'entre eux soignent leur cheptel par la phytothérapie. Qu'ils sachent soigner les petits bobos courants, tout comme nous savons soulager les rhumes de nos enfants, d'accord, mais poser un vrai diagnostic demande des compétences qu'ils ne possèdent pas. Comme les éleveurs aiment leurs bêtes et répugnent à les voir souffrir, ils demandent aujourd'hui plus de latitude pour utiliser les plantes et les huiles essentielles autorisées en bio. Seulement, les plantes efficaces contiennent des principes actifs (souvent les mêmes que ceux des médicaments classiques, d'ailleurs) qui ne sont pas anodins et qui doivent être correctement dosés pour éviter toute toxicité. La problématique est exactement identique à celle que nous avons évoquée pour les pesticides et les engrais naturels. Les médicaments vétérinaires en revanche, à l'instar de ceux destinés aux humains, subissent des tests afin d'obtenir une autorisation de mise sur le marché (AMM). Ils sont alors conditionnés selon des dosages précis qui permettent au vétérinaire de prescrire un traitement adapté à chaque animal.

Prenons la fameuse grippe aviaire. Faute de traitement, on a abattu des millions de volatiles. Mais le vaccin en cours d'expérimentation sera-t-il autorisé en bio ? Et se trouvera-t-il des bien-pensants pour s'élever contre son utilisation, accusant « Big Pharma » de chercher à empoisonner les pauvres canards… et surtout ceux qui les mangeront ?

Personnellement, je m'inquiète plutôt des risques qu'un animal malade peu ou mal soigné peut présenter pour nous. Normalement, la cuisson nous préserve des éventuelles bactéries présentes dans la viande. Mais si j'aime mon steak bleu, mon magret de canard ou mon gigot rosé, que va-t-il m'arriver ? On m'assure que le bio est meilleur pour moi, mais est-il plus risqué de manger la viande d'un animal soigné aux antibiotiques ou celle d'un animal malade ?

Nous reviendrons sur les risques d'émergence de nouvelles maladies et d'épizooties transmissibles à l'homme auxquels le refus des traitements modernes nous expose.

Bien-être animal : un vœu pieux ?

On nous assure que la viande bio permet de concilier le respect de la nature, le bien-être des animaux et le plaisir des consommateurs. De fait, la réglementation bio est la seule qui évoque des normes de bien-être animal.

Normes européennes

Le règlement bio européen initial ne s'appliquait même pas, on l'a vu, aux denrées alimentaires d'origine animale. La modification de 1999 ne se contente pas d'édicter des prescriptions quant à l'alimentation des animaux et aux traitements autorisés. Son Titre B, intitulé « Animaux d'élevage et produits animaux des espèces bovins, porcins, ovins, caprins, équidés, volailles », interdit l'élevage hors-sol, mais aussi de garder les animaux attachés ou enfermés (pour les mammifères), ou en cage (pour les volailles). Il instaure en outre des limites en matière de densité de population et un espace minimum pour chacun. Les éleveurs souhaitant obtenir la certification bio doivent également opter pour des races rustiques, afin de préserver ces variétés ou la biodiversité du cheptel. S'agissant des volailles, on ne peut pas les abattre avant un certain âge, ce qui privilégie les variétés à croissance lente, et la pratique du gavage est interdite. Inutile de chercher du foie gras bio, donc, ça n'existe pas ! Pas un mot en revanche sur le transport des animaux ou les méthodes d'abattage.

Le règlement de 2007, en vigueur jusqu'en 2022, tout en insistant davantage encore sur le souci du bien-être animal, n'a pas changé grand-chose aux dispositions applicables concrètement. C'est un arrêt de 2019 de la Cour de justice de l'Union européenne qui a proscrit « l'apposition du logo de production biologique de l'Union européenne sur des produits issus d'animaux ayant fait l'objet d'abattage rituel sans étourdissement préalable », imposant de facto l'étourdissement pour l'abattage des animaux bio. Pour la première fois, on aborde le sujet du bien-être de l'animal en dehors de l'exploitation agricole.

Le texte actuel, entré en vigueur en 2022 après une longue gestation – quatre ans entre la proposition de la Commission européenne, en 2014, et l'adoption du texte final en 2018, deux années supplémentaires pour que le règlement d'exécution du 26 mars 2020 voie le jour et encore près de deux ans avant sa mise en œuvre. Avec l'entrée du bio dans la plupart des foyers européens et la multiplication des élevages bio, les consommateurs se sont davantage intéressés au bien-être animal… Tout d'abord, les nouvelles normes ne concernent plus seulement les bovins, porcs, chèvres, moutons, volailles et chevaux, mais aussi les lapins, les animaux d'aquaculture et les cervidés. Elles englobent également le volet reproducteur des élevages réservés à la reproduction de porcs et de volailles, et durcissent les règles applicables, notamment en termes de densité, aux canards, dindes, pintades et oies.

C'est bien. C'est évidemment un progrès, mais ça ne signifie pas que le bio impose des pratiques véritablement en adéquation avec les besoins biologiques des animaux. Évidemment, rien n'interdit aux éleveurs de faire mieux ! Ce que font les adhérents de l'association Nature & Progrès, seuls à faire figurer dans leur cahier des charges des règles très strictes sur les conditions de vie du bétail domestique. Hélas, rien dans le nouveau règlement européen ne permettra d'enrayer l'industrialisation progressive d'un élevage bio en quelque sorte victime de son succès. Il ne pose en effet nulle limite à la taille des élevages, hormis pour les volailles, exception faite des poules pondeuses. Or l'industrialisation est rarement synonyme de vie en liberté, au grand air, celle que nous fabulons pour la productrice de notre bon lait bio…

Vie en liberté et en plein air

Pour la directrice de la branche française du CIWF (Compassion in World Farming), une ONG internationale qui milite pour mettre fin à l'élevage intensif, le grand mérite du bio, outre l'inscription du bien-être animal dans son cahier des charges, réside dans « l'accès au plein air et la densité moindre dans ces élevages ».

De fait, les animaux doivent pouvoir accéder à des pâturages ou autres espaces extérieurs adaptés à leurs besoins, afin, notamment, que les volailles s'y sentent en sécurité. Cela dit, tout dépend du climat et de leur date de naissance : un agneau d'automne passera ainsi sa courte existence dans un espace couvert. Et puis, c'est comme pour les offres promotionnelles : en examinant le règlement bio en détail, on découvre d'autres restrictions possibles de la liberté de circulation des pensionnaires. Par exemple, une volaille bio doit bénéficier d'un accès au plein air pendant « au moins un tiers de sa vie ». Seulement un tiers de leur vie, dirais-je plutôt ! Quant à la « phase finale d'engraissement » des bovins, rien n'interdit de l'effectuer à l'intérieur, pourvu qu'elle n'excède pas trois mois ni un cinquième de leur vie. C'est ce que les éleveurs appellent les « finir à l'auge ».

De la même façon, si les animaux bio vivent moins serrés que leurs congénères des élevages conventionnels, tous ne batifolent pas en liberté comme dans les pubs pour le chocolat suisse. Six poules pondeuses au mètre carré, c'est mieux que neuf, mais ce n'est tout de même pas Versailles… Voulez-vous d'autres exemples ? Un porc de 120 kilos est, si j'ose dire, contractuellement fondé à disposer d'un espace de vie intérieur de 1,5 mètre carré d'une « aire d'exercice » de 1,2 mètre carré minimum. À peine la place de s'allonger par terre ! Un cochonnet deux fois plus fluet disposera en toute équité d'un espace diminué de moitié ! Certes, c'est mieux que le malheureux mètre carré alloué aux porcs des élevages conventionnel. Mais de là à parler de bien-être… Les agneaux et chevreaux, eux, n'ont droit qu'à 0,35 mètre carré et les poulets « de chair » se partagent à dix un mètre carré d'espace. Si je vous précise qu'un seul bâtiment peut contenir jusqu'à 3 000 poules pondeuses, 4 800 poulets de chair ou 5 200 pintades, vous admettrez qu'il reste du chemin à parcourir avant qu'un visiteur se croie dans un dessin animé de Walt Disney !

Souffrance animale

Poursuivons. « Toute souffrance, y compris la mutilation, doit être réduite au minimum pendant toute la durée de vie de l'animal, y compris lors de l'abattage », affirme la charte bio. C'est beau, mais ça manque de précision. Et, sans surprise, dans la pratique, on est loin de ces belles intentions. Les mutilations sans anesthésie et la douleur restent monnaie courante, même en bio.

Car en bio comme en élevage traditionnel, il est d'usage de castrer les porcelets destinés à la filière viande autour de l'âge d'une semaine. Le but : éviter qu'ils dégagent à la cuisson un relent déplaisant appelé « odeur de verrat ». Le cahier des charges bio comme la législation française (arrêté du 24 février 2020 visant à interdire la castration à vif à partir du 1er janvier 2022) prévoient une anesthésie ou une analgésie à l'aide d'une bombe à froid. Seulement, l'anesthésie est un acte médical qui doit être pratiqué par un professionnel, donc pas par l'éleveur. Et l'effet de la bombe à froid n'est pas suffisant pour contrer une douleur aussi aiguë. Les élevages conventionnels administrent des analgésiques ou des anti-inflammatoires aux pauvres gorets, mais le bio interdit l'emploi de médicaments chimiques. Et voilà pourquoi un porc bio souffre plus qu'un porc d'élevage classique. Bravo pour le respect du bien-être animal ! Cette pratique cruelle est de surcroît largement inutile puisque la fameuse « odeur de verrat » ne concerne que 3 à 5 % des porcs non castrés et qu'elle peut être détectée post-mortem sur les carcasses. Évidemment cela suppose d'accepter la perte de 3 à 5 % des animaux élevés... Parmi les autres pistes à l'étude figurent la sélection génétique, les caractères liés à l'odeur de verrat étant largement héréditaires et une modification de l'alimentation durant les deux semaines précédant l'abattage. Pour l'heure, des millions de porcelets bio (au moins 85 % des effectifs), sont toujours castrés à vif, malgré l'interdiction... Pour ceux qui se poseraient la question, ce problème concerne – heureusement ! – presque exclusivement la filière porcine. Sauf exception, la castration des bœufs, à l'âge de six mois, est presque toujours confiée à un vétérinaire et pratiquée sous anesthésie. Il faut dire qu'un veau de six mois sait mieux se défendre qu'un goret âgé d'une semaine.

Parmi les autres mutilations classiques autorisées en élevage bio figurent l'épointage du bec des futures poules pondeuses (poussins de moins de dix jours), l'ablation de la queue des chevreaux et agneaux, ainsi que l'écornage des veaux et chevreaux avec cautérisation de la naissance des cornes pour éviter qu'elles ne repoussent, là aussi avec des modalités de prise en charge de la douleur très insuffisantes. Tout ça principalement pour éviter qu'ils ne blessent leurs éleveurs…

Transport et abattage

La réglementation européenne en vigueur depuis 2022 n'évoque pas plus que le texte original de 1991 la question du transport des animaux, c'est-à-dire pour parler franc leur transfert jusqu'à l'abattoir. S'agissant de cette ultime étape de l'existence d'un animal élevé pour sa viande, c'est la jurisprudence de 2019 qui s'applique : tout animal doit être au préalable étourdi. Car comme le rappelle Brigitte Gothière, la directrice et porte-parole de l'association L214, dont les enquêtes dénoncent les conditions de vie, de transport et d'abattage des animaux : « À l'abattoir, bio ou pas, tous les animaux subissent le même sort. »

Je vous communique tout de même, pour son côté folklorique, la proposition d'éleveurs de Bègles, dans la région bordelaise, de créer un abattoir « woke » avec musique douce et « présence d'un accompagnateur » – et pourquoi pas d'un chaman ? Mais on y abattra toujours les animaux.

Logo « Bien-être animal »

Depuis 2017, un logo évaluant le bien-être d'un poulet tout au long de son existence a fait son apparition à l'initiative de trois organisations de défense des animaux (CIWF, Compassion in World Farming ; OABA, Œuvre d'assistance aux bêtes d'abattoirs et la Fondation droit animal). Sur le modèle du Nutri-Score, l'étiquetage Bien-être animal classe les produits de A (niveau de bien-être supérieur) à E (médiocre) sur la base de 230 critères (accès à l'extérieur, rythme de croissance, durée de vie, temps de transport, etc.). Il indique aussi le mode d'élevage. Cette évaluation s'est développée au point de figurer en 2021 sur 90 millions de poulets vendus dans l'Hexagone et sur la production de près de 3 000 élevages[1]. Son application à la filière porcine est en cours de finalisation. Un étiquetage européen devrait suivre très prochainement.

Avant de refermer cette parenthèse un rien déprimante qui inciterait le plus acharné des carnivores à envisager l'option végétarienne, évoquons un instant l'élevage des insectes, cette manne alimentaire que l'on fait miroiter sous nos yeux un brin dubitatifs, si ce n'est dégoûtés. Essaiera-t-on de les élever en bio ? Et surtout, saura-t-on se retenir de les accumuler dans des « fermes » au détriment de leurs conditions de vie ? Le fait de moins s'identifier à ce nouveau « bétail » nous incitera-t-il à accepter qu'on le maltraite davantage encore que les poulets en batterie ou les vaches ? On peut se demander comment ils réagiraient… En développant des épidémies inédites au sein des populations sauvages ? Ou par d'étranges mutations, à l'instar du sympathique criquet qui, lorsqu'il devient grégaire, se mue en prédateur vorace, le criquet pèlerin, et dévaste les cultures. Ce ne serait que justice…

Quand on invoque les points que je viens de soulever et qu'on ose parler de maltraitance animale dans la

1. Source : Association Étiquette Bien-Être animal (AEBEA).

filière bio, on apprend que, d'après les sondages, le bien-être animal n'arrive qu'en troisième position dans la décision d'acheter du bio, après la santé et la qualité de la viande. Inutile de se décarcasser, alors ! Il semble en fait que le consommateur de bio ne se préoccupe pas significativement plus que les autres du bien-être animal. Ce qui semble aller dans le sens de la déclaration désabusée d'Anissa Putois, la responsable communication de PETA France[1], dans une interview accordée à *Libération* en 2017 : « Les élevages bio présentent certes des avantages pour les consommateurs, mais guère pour les animaux. La notion de bien-être animal dans ces élevages n'est qu'un argument marketing qui vise à rassurer le consommateur[2]. »

Bio ou pas, l'élevage est très énergivore

L'élevage, même bio, consomme énormément de ressources. Quelques chiffres : d'après l'Organisation des Nations unies pour l'alimentation et l'agriculture (FAO), il est à l'origine de quelque 14,5 % de la production de gaz à effet de serre, davantage que le secteur des transports qui en génère 14 %. Élever une volaille produit en effet 10 kilos de gaz à effet de serre (GES) par kilo de viande. Pour le porc, le chiffre grimpe à 12 kilos de GES, à 27 kilos pour les bovins et à 39 kilos pour l'agneau[3]. Et saviez-vous que 40 % de la production céréalière mondiale est destinée à l'alimentation animale ? C'est colossal ! Donc, se contenter de

1. PETA (People for the Ethical Treatment of Animals), association pour une éthique dans le traitement des animaux.
2. Voir www.liberation.fr/futurs/2017/08/20/souffrance-animale-c-est-bio-c-est-bon-mais-c-est-moche_1590968/.
3. Source : FAO.

recommander de préférer une viande bio de qualité à la viande ordinaire plus abondante me paraît un brin réducteur.

Quelle issue s'offre à nous, dans ce cas, me direz-vous ? Certains voudraient nous voir renoncer à toute viande pour virer végans. Le dernier rapport du Giec voit là une fausse piste. Il n'empêche que si nous voulons espérer atteindre nos objectifs de baisse des émissions de gaz à effet de serre d'ici à 2030, il nous faudra réduire massivement notre consommation de produits carnés, même bio. Nos compatriotes en sont bien conscients puisque si 89 % des Français consultés dans le cadre d'un récent sondage réalisé par FranceAgriMer disent aimer la viande, 68 % pensent aussi que nous en mangeons trop !

Ce « nous » désigne ici les habitants des pays industrialisés. Un Occidental mange en effet presque cinq fois plus de produits animaux qu'un Africain. Comme l'explique Lorenzo Giovanni Bellù, chercheur au Cirad (Centre de coopération internationale en recherche agronomique pour le développement) : « Il ne sera de toute façon pas possible pour les pays pauvres de suivre la trajectoire des plus riches en termes de régime alimentaire et de modèle de développement. » Espérons que cela leur permettra d'éviter le règne de la malbouffe et l'épidémie d'obésité qui ravage l'Occident ! Non seulement nous ne sommes pas un modèle, mais suivre nos traces conduirait inexorablement au désastre écologique. D'abord parce que cela impliquerait un accroissement massif des surfaces agricoles au détriment des forêts. Si de surcroît on vouait ces zones à l'élevage, ce serait la double peine : non content de supprimer un capteur de CO_2, on le remplacerait par une activité productrice de CO_2 !

Avant de condamner sans appel l'élevage des animaux, rappelons que, en entretenant les herbages, les bovins contribuent à préserver l'absorption de CO_2 et l'action régulatrice de la température que ces zones de végétation assurent. Le pâturage libre d'ovins et de caprins, lui, est indispensable pour la prévention des incendies de forêt. Gare à ne pas troquer un risque environnemental contre un autre !

Reste la piste du gibier sauvage : incontestablement bio et dont l'empreinte carbone défie toute concurrence ! Mark Zuckerberg, le fondateur du réseau social Facebook, avait fait sensation en 2011 en révélant au site web du magazine *Fortune* avoir choisi cette option. « Cette année, je suis pratiquement devenu végétarien, car la seule viande que je mange vient d'animaux que j'ai tués moi-même », a-t-il expliqué. Pendant cinq ans au moins, il a poursuivi dans cette voie, chassant, pêchant et se nourrissant des animaux prélevés à l'exclusion de tout aliment animal. Son credo, exprimé dans un chat sur Facebook : « Je pense que si tu manges de la viande, alors tu devrais savoir d'où elle vient. » Depuis, Zuckerberg chasse toujours... mais à l'arc et le sanglier. Cependant, il ne consomme apparemment plus le fruit de ses équipées. Alors, tous paléo avec Mark ?

4

Manger bio, c'est l'assurance de manger sainement

Un rapport de la Cour des comptes publié le 30 juin 2022 sur les bénéfices de l'agriculture biologique sur la santé humaine, l'environnement et la société conclut nettement en faveur du bio après avoir évalué son impact sur des critères aussi variés que la santé des consommateurs et des producteurs, la qualité de l'eau, de l'air et des sols, la biodiversité ou les émissions de CO_2, ainsi que des aspects sociétaux comme le bien-être animal ou l'emploi. Il estime en outre que l'élimination des surcoûts liés à la pollution consécutive à l'usage de pesticides, d'herbicides, de fongicides, d'antibiotiques et autres engrais chimiques en agriculture classique confère au bio un avantage économique. Le monde est bio, le monde est beau ?

Manger bio, c'est meilleur pour la santé

Oui et non, car comme toujours en matière d'alimentation, tout dépend de vos choix.

Bio n'est pas un critère diététique

Le caractère bio d'une denrée ou d'une recette ne possède aucune valeur diététique. Le label concerne uniquement la filière dont elles proviennent. Ce qui signifie aucune garantie quant à la teneur nutritionnelle d'un produit ni absence d'additifs ou d'adjuvants tels que le sel, les sucres ou les matières grasses. Pour débusquer ces derniers il vous faudra vous munir d'une loupe afin de déchiffrer les étiquettes.

Si l'on peut estimer qu'un fruit ou un légume issus d'une exploitation bio, cultivés en pleine terre et dans le respect de la saisonnalité renferment toujours davantage de nutriments qu'une tomate élevée à l'eau sous serre, cette logique ne saurait s'étendre à l'ensemble de la filière bio et surtout pas aux produits transformés commercialisés par la florissante industrie agroalimentaire bio... Un pain de mie bio, par exemple, se compose certes de céréales bio cultivées sans pesticides de synthèse, mais il se révèle en général tout aussi bourré de sucres ajoutés que son pendant « classique » (et tout aussi enrichi en vinaigre, allez savoir pourquoi !). De même, un bonbon bio reste un bonbon, l'ingrédient majoritaire de bien des céréales pout le petit déjeuner bio reste le sucre – bio –, tandis qu'édulcorer votre yaourt au sirop d'agave bio plutôt qu'au bon vieux sucre en poudre ne réduit en rien votre apport en glucides.

De la même façon, une huile bio se compose toujours à 100 % de matières grasses. Peu importe qu'elle soit pressée à froid ou estampillée vierge, c'est toujours de l'huile, du gras. Et un acide gras reste un acide gras même quand il nage dans une huile bio. La plus bio des huiles d'olive ne peut donner que ce qu'elle possède, c'est-à-dire les mêmes acides gras que sa sœur non bio... Sa composition nutritionnelle dépend de son ingrédient de base – l'olive – et non de son mode de culture. Ainsi l'huile de coco vierge bio, très à la mode dans certains cercles d'initiées et vendue à prix d'or dans les rayons bio, reste-t-elle peu ou prou identique à celle dont nos mères s'enduisaient pour bronzer au bon temps des années 1960-1970. Certaines influenceuses laissent entendre que cet élixir serait si bienfaisant et les acides gras qu'il renferme tellement supérieurs aux autres qu'il ne saurait ni vous faire grossir ni encrasser vos vaisseaux sanguins. N'en croyez pas un mot. Foin de superaliments vecteurs de pensée magique ! Arrêtons de tout confondre.

En revanche, l'élevage bio peut améliorer la valeur nutritionnelle des aliments qui en sont issus, comme le poulet, les œufs ou le lait, pour la simple raison qu'il assure aux volailles comme au bétail un mode de vie plus actif et surtout une alimentation plus naturelle. Un poulet bio qui s'ébat au grand air et dispose d'un espace plus vaste offre ainsi une chair deux fois moins grasse que celle de ses cousins élevés en conventionnel. C'est logique. Cette considération s'applique cependant à tout poulet élevé en liberté, qu'il soit ou non labellisé bio. Plus intéressant encore, leur alimentation plus variée, puisqu'eux picorent des vers, des herbes, etc., au lieu de se contenter de grain et de tourteaux oléagineux, améliore leur valeur nutritionnelle : plus de vitamines et un pourcentage plus élevé d'acides gras oméga-3. Rappelons que les oméga-3 sont des acides gras essentiels, indispensables à l'organisme, mais qu'il ne peut pas synthétiser. Un bon équilibre entre apport d'acides gras oméga-6 – surreprésentés dans notre alimentation moderne – et d'oméga-3 est la clé d'une bonne santé par la régulation du taux de « mauvais » cholestérol sanguin LDL, du taux de triglycérides et de l'inflammation systémique notamment. Idéalement, nous devrions absorber un oméga-3 pour cinq oméga-6. Aujourd'hui, en France, le ratio moyen se situe plutôt autour d'un pour dix.

Pour les mêmes raisons, les œufs issus de pondeuses bio offrent eux aussi un bonus diététique, avec un apport en oméga-3. Le lait bio présente des avantages du même type par rapport aux laits ordinaires. Une vache élevée en bio, qui paît en liberté, se nourrissant d'herbe et de fourrage, donnera un lait plus riche en oméga-3 (jusqu'à + 56 %) qu'une laitière alimentée avec des tourteaux de maïs ou de soja, comme c'est le cas en agriculture conventionnelle. La bonne herbe de printemps que nos aïeux, devinant empiriquement ses vertus, appelaient une herbe « grasse » leur apporte des oméga-3 qui passe dans leur lait. En revanche, la richesse en oméga-6 des plantes oléagineuses qui composent les tourteaux fournis au bétail conventionnel modifient la composition nutritionnelle du lait des vaches, en particulier sa teneur en acides gras. De même, une viande bio contient en moyenne 22 % d'oméga-3 de plus, toujours à cause de l'alimentation des animaux.

Si les fruits et légumes issus de l'agriculture biologique contiennent plus d'antioxydants (20 à 70 %, selon le type d'antioxydant) que ceux issus de l'agriculture conventionnelle, on n'observe pas d'écart significatif pour la teneur en vitamines A et C, non plus que pour celle en calcium ou en fer.

En 2012, l'Académie américaine de pédiatrie (American Academy of Pediatrics, AAP) avait déploré, après analyse de 36 articles scientifiques consacrés à l'alimentation bio, qu'aucune étude scientifique n'ait été menée pour évoluer les bienfaits à long terme de ce choix nutritionnel. Elle concluait que rien ne prouvait un net gain pour la santé imputable aux aliments bio. L'étude épidémiologique française NutriNet[1] menée de

1. Julia Baudry, Karen E. Assmann, Mathilde Touvier, Benjamin Allès, Louise Seconda, Paule Latino-Martel, Khaled Ezzedine, Pilar Galan, Serge Hercberg, Denis Lairon et Emmanuelle Kesse-Guyot, Association of

2009 à 2016 a, certes, mis en évidence une probabilité plus faible de gain de poids, de surpoids ou d'obésité chez les consommateurs très réguliers de bio, ainsi qu'une moindre probabilité de syndrome métabolique (facteur de risque reconnu de diabète et de maladies cardio-vasculaires) et une diminution de 25 % du risque de cancer chez les consommateurs « réguliers » d'aliments bio, par rapport aux personnes en consommant moins souvent. L'Institut national du cancer a toutefois critiqué les méthodes employées et publié un démenti à cette dernière allégation. Pour cet organisme, l'étude n'apporte aucune preuve scientifique qu'une alimentation bio réduise le risque de cancer « par rapport aux recommandations nutritionnelles générales pour la prévention de la maladie dans la population générale[1] ».

Il est donc possible que se nourrir d'aliments biologiques améliore la santé ou diminue les risques de contracter des maladies, mais aucune preuve sérieuse n'appuie cette thèse. On retombe dans la tendance rousseauiste d'exaltation immodérée de la nature. Mais manger bio ne suffit pas et n'est pas une panacée.

Mode de préparation

Le plus sain et le plus bio des ingrédients peut tout de même devenir malsain, s'il s'inscrit dans une recette trop grasse. Prenons l'exemple des frites : du point de vue de la diététique, inutile de vous casser la tête à les confectionner avec des pommes de terre bio et une huile

Frequency of Organic Food Consumption with Cancer Risk, « Findings from NutriNet-Santé Prospective Cohort Study », *JAMA Internal Medicine*, 1er décembre 2018, 178 (12), p. 1597-1606.

1. Consulter https://leseclairages.e-cancer.fr/manger-bio-permet-il-de-diminuer-le-risque-de-cancers/.

bio. Sans même parler du fait évident que toutes les huiles sont composées de 100 % de matières grasses, l'immersion dans un bain de friture – quelle que soit l'huile utilisée – d'aliments riches en amidon et en un acide aminé appelé asparagine entraîne la formation d'acrylamide, un composé reconnu depuis 1994 par le Centre international de recherche sur le cancer (CIRC) comme cancérogène avéré pour l'animal et possible pour l'homme. Il expliquerait en outre, selon une étude chinoise, une corrélation entre consommation d'aliments frits et taux d'anxiété et de dépression au sein d'une population (+ 7 à 12 % chez les consommateurs réguliers de fritures).

Lorsqu'il s'agit d'un produit transformé, le mode de fabrication de ce que vous mettez dans votre assiette doit aussi être pris en compte. Bio ou pas, plus un produit a subi de traitements, moins il a de chances d'être encore bon pour la santé. Lorsque, en 2019, le magazine *60 Millions de consommateurs* a passé en revue 35 variétés de biscuits vendues pour le goûter des enfants, c'est un produit bio qui a obtenu la note la plus désastreuse à cause de la présence d'acrylamide. J'emploie ce qualificatif à dessein puisque l'enquête conclut : « Aucun biscuit de notre essai n'est assez bon d'un point de vue nutritionnel pour être consommé régulièrement ».

À ce sujet, évoquons un instant les préparations véganes, en particulier les substituts végétaux aux produits animaux. Ceux et celles qui les consomment, ou qui envisagent de les consommer, se soucient bien entendu de la protection animale, mais ils pensent aussi pour la plupart se tourner vers des produits meilleurs pour leur santé. L'épidémie d'intolérance au lactose qui déferle parmi mes amies bobos les incite souvent à remplacer le lait de vache par le lait d'amande. Malheureusement, qui dit hausse de la demande dit industrialisation de la production, même en bio. Outre que les laits d'amande bio du commerce contiennent surtout de l'eau (97 %), ils sont en outre bourrés d'additifs : sucre et/ou maltodextrine de maïs (un autre sucre), sel, des épaississants comme l'amidon de manioc ou la caroube, des stabilisants (gomme de guar, xanthane, etc.), des émulsifiants (lécithine), des arômes plus ou moins naturels, voire une supplémentation en vitamines ! Vachement sain, si vous me passez le mauvais jeu de mots…

Quant aux recettes de « fausse viande », fières de leur empreinte carbone divisée par trois par rapport à l'originale, elles entrent pour la plupart dans la catégorie des produits ultra-transformés. Certes, ce sont parfois des chefs-d'œuvre de réalisme, jusqu'au jus de betterave qui suinte lorsque vous coupez un pseudo-burger « saignant ». Pour les fabriquer, on associe des céréales et des légumineuses (quinoa, pois, soja, etc.) pour la teneur protidique avec parfois des isolats de protéines, des colorants et arômes. On s'y méprendrait, au point qu'une loi de 2020 a voulu leur interdire d'utiliser le vocabulaire carné (steak, burger, lardons…). Le Conseil d'État a cependant accordé un sursis aux fabricants. Au-delà de ces questions sémantiques, peu importe leur estampille ou l'origine bio de leurs composants, il s'agit indubitablement de produits industriels de la catégorie « ultra-transformés ». Ce qui n'est pas vraiment un progrès sur le plan diététique. On sait en effet que la consommation régulière d'aliments de ce type va de pair avec un risque accru d'obésité, de diabète, de dyslipidémie et de cancer, voire de troubles de la santé mentale, à en croire une étude récente publiée sur le site internet de l'Inserm[1]. De plus, il s'agit de produits fabriqués en usine, puis emballés pour être livrés, ce qui alourdit leur empreinte carbone.

Mieux vaut une viande de qualité qu'un succédané artificiel et accroître la part des légumes si vous souhaitez végétaliser votre assiette. Pour manger moins carné, la clé réside dans la découverte de nouvelles recettes plutôt que dans l'option remplacement des ingrédients par des versions végétales. Préparez votre quiche lorraine ou votre frisée avec de vrais lardons et, lorsque vous optez pour une version végétarienne, cuisinez une quiche aux poireaux ou aux courgettes ! Pensez aussi aux sources de protéines végétales, comme les lentilles ou les pois chiches, mais tels quels, pas transformés en steak…

Le bio, des aliments non contaminés

De fait, une vaste méta-analyse publiée en 2014 dans le *British Journal of Nutrition* indique que les produits bio contiennent en moyenne 75 % moins de pesticides que les aliments issus de l'agriculture conventionnelle[2], soit quatre à sept fois moins. Ce qui confirme une publication antérieure de cinq ans par l'université californienne de Stanford. Plus intéressant, le risque de présence de bactéries résistantes à certains antibiotiques

---

1. Husnain Arshad *et al.*, « Association between Ultra-processed Foods and Recurrence of Depressive Symptoms: The Whitehall II Cohort Study », *Nutritional Neurosciences*, 29 mars 2023 ; doi : 10.1080/1028415X.2022.2157927.
2. Marcin Barański, Dominka Średnicka-Tober, Nikolaos Volakakis, Chris Seal, Roy Sanderson, Gavin Stewart, *et al.*, « Higher Antioxidant and Lower Cadmium Concentrations and Lower Incidence of Pesticide Residues in Organically Grown Crops: A Systematic Literature Review and Meta-analyses », *British Journal of Nutrition*, 14 septembre 2014, 112 (5), p. 794-811 ; doi:10.1017/S0007114514001366.

est supérieur d'un tiers dans les viandes de poulet et de porc non bio. Même si l'on ne connaît pas d'exemple de contamination humaine par l'alimentation, ce mode de transmission n'est pas totalement impossible. Or, dans l'Union européenne, l'antibiorésistance tue déjà chaque année 25 000 personnes…

Du bio pollué

Paradoxalement, les volailles élevées en bio sont plus exposées aux polluants environnementaux que celles qui sont élevées de manière conventionnelle, tout simplement parce que, à l'inverse de ces dernières, elles sont en contact avec leur environnement. Bien sûr, on les nourrit de bio et elles se promènent dans des espaces non traités, mais il suffit qu'elles s'éloignent et traversent une parcelle non bio ou une simple route au macadam pas du tout bio, ou encore des sols pollués par des activités industrielles précédentes, pour entrer au contact de substances pas très bio lesquelles passeront dans leurs œufs. C'est ainsi que, le magazine *60 Millions de consommateurs* l'a révélé dans une enquête publiée le 5 juin 2019 dans son hors-série intitulé « Le Meilleur du bio », les œufs bio pourront être davantage pollués que les œufs conventionnels. On a décelé dans les lots analysés des traces de dioxine, de furanes et de PCB, dans la limite des seuils réglementaires, mais surtout en plus grandes quantités que dans les œufs non bio. Bon à savoir : aucune norme ne prévoit le contrôle de ces polluants dans les sols avant l'installation d'une ferme ou d'un élevage bio.

Pour des raisons assez similaires, le lait bio s'est révélé parfois plus pollué que le lait conventionnel : présence de dioxines et de PCB (polychlorobiphényles) interdits depuis 1987 mais encore présents dans certains sols (car ces saletés s'accumulent dans la terre) et cours d'eau. Les vaches élevées en filière bio paissent dans les prés et sont donc plus susceptibles d'entrer en contact avec des eaux ou des sols contaminés. Les dioxines sont produites notamment par les incinérateurs de déchets et apportées par le vent. Les PCB comme les dioxines font partie des polluants organiques persistants (POP) – charmantes substances surnommées « polluants éternels » à cause de leur persistance dans l'environnement. Les PCB sont classés cancérogènes et perturbateurs endocriniens pour l'homme ; les dioxines se concentrent dans les graisses animales et s'accumulent dans la chaîne alimentaire.

En 2023, alerte en Île-de-France : l'Agence régionale de santé déconseille vivement la consommation régulière d'œufs pondus par les poules élevées par des particuliers. Les échantillons analysés par l'ARS ont en effet révélé des teneurs en POP nettement supérieures aux recommandations sanitaires. On a décelé un joli éventail de dioxines, de furanes, de PCB ainsi que des substances perfluoroalkylées et polyfluoroalkylées (PFAS). Interrogée par l'UFC-Que Choisir, l'Agence nationale de sécurité sanitaire (Anses) a évoqué une pollution liée à des processus de combustion, « aux industries (dont les incinérateurs), au trafic routier, et surtout au chauffage domestique qui est source de rejets atmosphériques en dioxines et en furanes, et donc en contamination des sols après dispersion atmosphérique ». D'après l'Anses, le même phénomène devrait se reproduire dans toutes les grandes villes.

Déjà en décembre 2016, *60 Millions de consommateurs* avait mis en évidence un taux supérieur de résidus de polluants (arsenic, pesticides, métaux lourds) tant dans le saumon bio que dans le saumon conventionnel. Et pourquoi, je vous le demande ? Parce que le cahier des charges bio accorde une plus grande place à l'alimentation sauvage…

Nous avons déjà évoqué l'utilisation libérale du sulfate de cuivre dans l'agriculture bio, ainsi que la regrettable tendance de cet élément métallique à s'accumuler dans les sols traités.

L'étude Esteban[1], réalisée entre 2014 et 2016 par Santé publique France pour évaluer l'imprégnation de la population française par le cuivre, a détecté du cuivre dans l'urine de 97 % des enfants. Jusque-là, on n'avait jamais repéré de teneurs anormalement élevées en cuivre que chez des adultes gros fumeurs. Deuxième découverte, la concentration de cuivre augmente avec la consommation de légumes bio (+ 8 % chez les bambins qui en mangent plus de quatre fois par semaine). C'est un peu effrayant puisqu'un excès de cuivre peut produire un effet génotoxique, c'est-à-dire endommager l'ADN. Il ne manquerait plus que les pauvres parents qui se saignent et se décarcassent pour donner à leurs petits des aliments bio réputés meilleurs pour leur santé, découvrent qu'ils ont provoqué chez eux des lésions irréversibles ! D'autant que, comme le cuivre n'est pas biodégradable, les zones cultivées en bio vont en être saturées.

N'oublions pas que l'objectif gouvernemental tel qu'il figure dans la loi Egalim de 2018 était d'atteindre 20 % de bio dans les cantines et autres sites de restauration collective à l'horizon 2022. Est-ce une si bonne idée ? Ne ferait-on pas mieux de se concentrer sur la deuxième

1. Clémence Fillol, Amivi Oleko, Jessica Gane, Abdessattar Saoudi, Abdelkrim Zeghnoun, *Imprégnation de la population française par le cuivre. Programme national de biosurveillance, Esteban 2014-2016*, Santé publique France, « Études et enquêtes », 2021.

stipulation de ce texte, 50 % de produits durables et de qualité ?

Risques sanitaires « à l'ancienne »

À ces risques sanitaires que l'on pourrait appeler « modernes » s'ajoutent des périls ancestraux qui ont empoisonné quantité de nos ancêtres. L'occasion pour moi de rappeler que les pesticides, fongicides et autres conservateurs imaginés par les chimistes pour l'industrie agroalimentaire n'ont pas été conçus pour mettre à mal la santé des consommateurs, mais au contraire pour pallier des problèmes de conservation ou éliminer des parasites dangereux. Les produits agricoles d'antan n'étaient pas exempts de dangers.

Rappelons tout d'abord que les banales patates germées deviennent non seulement farineuses, mais aussi potentiellement toxiques à cause de leur teneur élevée en solanine, une substance naturellement présente dans les tubercules qui se révèle irritante pour le tube digestif et présente une toxicité nerveuse. Même remarque pour les tomates vertes (sauf les variétés qui restent vertes à maturation comme les Green Zebra). Bon, j'admets qu'il faudrait en manger des quantités considérables pour en souffrir (plus de 2 kilos de patates pour un adulte de 60 kilos tout de même). En revanche, on signale régulièrement des cas d'intoxication plus ou moins sérieux chez les chiens, les lapins et les poules.

Parlons à présent des vrais dangers, c'est-à-dire des mycotoxines, des composés toxiques naturellement produits par certains types de moisissures qui se développent sur quantité de denrées alimentaires : céréales, fruits séchés, fruits secs oléagineux, épices… Elles peuvent surgir avant la récolte, après celle-ci, pendant la conservation, à la surface ou à l'intérieur de l'aliment.

On en connaît à ce jour quelque 300 variétés dont seules une trentaine posent un problème de santé publique. Mais parmi ces trente et quelques champignons microscopiques figurent quelques-uns des poisons les plus violents connus. Entièrement naturels et intégralement bio.

La première manifestation connue d'intoxication par des substances de cette famille a été décrite à partir du XIe siècle, c'est l'ergotisme lié à l'ergot de seigle (*Claviceps purpurea*), un champignon qui se développe sur les céréales. Il provoque des symptômes variés : constriction des vaisseaux sanguins pouvant entraîner des phénomènes de gangrène, sensations de brûlure, desquamation, convulsions, épisodes maniaques, psychose... Au fil de ses fréquentes récurrences pendant l'époque médiévale, il apparaît sous des appellations variées telles que « mal des ardents » ou « danse de Saint-Guy », enfin, au XVIIe siècle, on fait le lien entre ce syndrome et l'alimentation, et on découvre l'existence du *Claviceps purpurea*.

Les autres mycotoxines courantes, les aflatoxines, l'ochratoxine A, la patuline, les fumonisines, la zéaralénone et le nivalénol/déoxynivalénol peuvent toutes entraîner des symptômes aigus rapidement après la consommation des produits contaminés. Les plus préoccupantes sont les aflatoxines que l'on trouve sur des céréales (maïs, sorgho, blé et riz), des graines oléagineuses (soja, arachide, tournesol et coton), des épices (piments, poivre noir, coriandre, curcuma et gingembre) et des fruits secs oléagineux (pistaches, amandes, noix, noix de coco, noix du Brésil), mais aussi dans le lait d'animaux nourris avec des aliments contaminés. L'intoxication aiguë aux aflatoxines (aflatoxicose) provoque des lésions du foie potentiellement fatales. Son caractère génotoxique avéré et l'observation de ses effets sur l'animal laissent supposer qu'il pourrait entraîner des cancers du foie chez l'homme. Pour Sylvie Brunel, agrégée de géographie, professeure à la Sorbonne Université et ancienne présidente d'Action contre la faim, il s'agit du « plus puissant cancérogène naturel[1] ». Elle ajoute qu'il contamine le quart des récoltes mondiales.

Comme l'agriculture biologique interdit les fongicides de synthèse utilisés pour prévenir l'apparition de ces moisissures, on s'attend à une contamination plus importante qu'en agriculture conventionnelle. Pourtant aucune des études menées, notamment une étude européenne sur les céréales et le lait, ne met en évidence de différence significative entre les produits bio et conventionnels. Cela peut s'expliquer par la relative inefficacité des fongicides actuels, qui ne limitent que de moitié la production de ces redoutables ennemies, ou par le recours en agriculture biologique à des variétés résistantes aux moisissures, ou encore au fait que les longues rotations privilégiées renforcent la résistance des plantes aux maladies. Il semble aussi que la contamination aux mycotoxines dépende davantage des conditions de température et d'humidité ainsi que des pratiques de stockage et de transport des aliments que de leur mode de production. Et là, empiriquement, force est de constater que les produits « traités » se conservent mieux – c'est d'ailleurs pour ça que les scientifiques du secteur agroalimentaire ont imaginé ces traitements, pardi ! On manque cependant d'études fiables pour trancher la question.

1. Interview de Sylvie Brunel par Ghislain de Montalembert, « La Nature livrée à elle-même n'est pas l'amie du genre humain », *Le Figaro Magazine*, 17 avril 2020.

Quant aux moisissures et autres résidus plus ou moins propres qui envahissent les petits sacs en Liberty que nos amies bobos nous recommandent pour nos achats en vrac, on en parle ? Les mycotoxines n'affectionnent peut-être pas le coton fleuri, mais ça devient tout de même assez vite pas très hygiénique. Ce qui signifie qu'il faut penser à les laver régulièrement et aussi à les raccommoder quand leurs coutures lâchent – dans l'idéal, vous les aurez bien sûr confectionnés de vos blanches mains, le soir à la veillée… Pardon, je m'égare dans un roman de Charles Dickens. Revenons en l'an de grâce 2024 où l'on a mieux à faire de son rare temps libre. À moi les emballages compostables !

Quoi qu'il en soit, rappelons aux fervents défenseurs du bio que les divers traitements des cultures ou du bétail n'ont pas été conçus dans le simple but de nous empoisonner ni d'enrichir l'industrie agroalimentaire. Ils répondent avant tout à des besoins sanitaires et la modernisation des pratiques ne présente pas que des inconvénients.

Manger sainement avant de manger bio

Toutes ces histoires de moisissures rappellent, s'il en était besoin, que pour être en forme on doit avant tout manger des aliments sains. Adopter une alimentation globalement saine et équilibrée.

Composition des repas et choix des ingrédients

Revenons aux fondamentaux de la nutrition pour souligner la nécessité de faire la part belle aux fruits et légumes avant de se demander de quel mode de culture ils sont issus. Pas question de réduire leur part dans notre assiette sous prétexte qu'ils ne seraient pas bio.

À ceux qui affirment que ne pas se convertir intégralement au bio ne sert à rien, je réponds qu'ils ne suivent plus une démarche de santé/bien-être ni même une démarche environnementale, mais une démarche purement politique.

Ne vous laissez pas berner par le marketing bio. Voyez plutôt comment les chaînes de fast-food communiquent autour de leurs rares ingrédients bio et/ou leurs rares salades, alors qu'elles proposent et vendent principalement des aliments gras, sucrés et hypercaloriques (et parfois les trois à la fois !). Écoutez-les vanter leurs efforts de recyclage de leur huile usagée… Regardez au-delà des arguments de vente de certains fabricants qui mettent en valeur des ingrédients présents en quantité infinitésimale dans leurs produits « autant d'énergie que dans un verre de lait » pour des chocolats en effet au lait mais qui contiennent surtout du sucre, « de bonnes noisettes » pour une pâte à tartiner essentiellement composée d'huile de palme et de sucre. Ces douceurs ne sont bonnes ni pour la santé, ni pour l'environnement, et remplacer un ingrédient par du bio n'y changerait absolument rien.

Que dit le 4e PNNS (Programme national nutrition santé) 2019-2023 ? « Augmenter les fruits et légumes ; les légumes secs (lentilles, haricots, pois chiches…) ; les fruits à coque non salés : noix, noisettes, amandes, etc. ; le fait maison. Aller vers le pain complet ou aux céréales, les pâtes, la semoule et le riz complets ; les poissons gras et maigres en alternance ; l'huile de colza, de noix et d'olive ; les produits laitiers : lait, yaourts, fromage et fromage blanc ; les aliments de saison et produits localement ; les aliments bio.

Réduire l'alcool ; les boissons sucrées, les aliments gras, sucrés, salés et ultra-transformés ; les produits salés et le sel ; la charcuterie ; la viande : porc, bœuf, veau, mouton, agneau, abats ; les produits avec un Nutri-Score D et E. »

L'option bio figure bien parmi les objectifs, mais elle n'arrive pas en tête des recommandations, tant s'en faut. En termes nutritionnels, mieux vaudra toujours une farine complète non bio riche en fibres alimentaires qu'une farine blanche bio, donc entre le pain complet et le pain bio, on privilégie les fibres.

Nutri-Score

Ce dispositif d'information apposé sur l'emballage des aliments vise à éclairer l'acheteur sur leur qualité nutritionnelle.

Les produits sont classés selon une échelle de cinq couleurs (du vert foncé à l'orange foncé) associé à des lettres allant de A à E. Le score dépend de la teneur en nutriments à favoriser (fibres, protéines, fruits, légumes, légumineuses, fruits à coque, huile de colza, de noix et d'olive) et en nutriments à limiter (énergie, acides gras saturés, sucres, sel). Le 4e PNNS prévoit de l'étendre aux produits vendus en vrac.

Pour une touche de bio, que privilégier ?

Pour vous prouver que je ne suis pas une anti-bio primaire et que je veux croire que mettre un peu de bio dans ma vie ne peut que me faire du bien, je me suis demandé quels aliments il était le plus pertinent de choisir en bio. Toutes celles et ceux qui, comme moi, ne disposent pas d'un budget illimité dévolu à l'alimentation, doivent établir des priorités. On l'a vu, la viande bio présente des avantages du fait de sa composition lipidique plus équilibrée et consommer la chair d'animaux élevés sans antibiotiques peut limiter l'apparition de résistances des bactéries aux antibiotiques.

Passons aux fruits et légumes. Nous avons vu que le kiwi bio ou la pastèque bio présentaient un intérêt extrêmement réduit. Sur les quelque 63 % des végétaux cultivés de manière intensive qui contiennent des résidus de pesticides, les plus mal notés sont les pommes qui peuvent subir jusqu'à 35 traitements différents avant d'arriver, toutes brillantes, dans votre assiette. Quand elles ressemblent au splendide fruit rouge proposé à Blanche-Neige par sa méchante belle-mère, c'est mauvais signe. Médaille d'argent de ce triste palmarès, les cerises et les raisins avec 19 traitements. Quand j'étais enfant, on les rinçait toujours avant de les manger d'ailleurs, pour éliminer les « produits chimiques » comme on disait alors… Autres mauvaises élèves, les clémentines, fongicidées à l'imazalil. Pour les tomates classiques, comptez six fois plus de traitements que pour leurs cousines bio. Ne dramatisons toutefois pas : on reste toujours bien sûr en deçà des très strictes normes européennes en matière de résidus de pesticides. Mais enfin, si vous ne deviez choisir que quelques fruits et légumes bio, pensez à ceux-ci, surtout si vous aimez croquer dans vos pommes sans les éplucher.

Pour vos autres achats, gardez présent à l'esprit que les légumes qui poussent au-dessus du sol sont en règle générale les plus exposés aux intrants agricoles car leurs feuilles captent allègrement les traitements. C'est le cas des salades, des herbes aromatiques, du céleri, des poireaux, des blettes, des haricots verts ou du fenouil. Ce qui ne signifie pas que les légumes récoltés sous terre soient toujours moins contaminés, notamment les pommes de terre, le céleri-rave ou les endives. Quand vous cuisez les pommes de terre avec leur peau, pensez à bien les nettoyer avec une petite brosse pour éliminer le maximum de résidus. Ou envisagez le bio.

Les asperges, qui poussent dans le sable, affichent en général peu de pesticides. D'ailleurs, on voit peu d'asperges bio, beaucoup moins que dans les autres variétés de légumes. Seulement leur saison est courte, leur coût presque toujours prohibitif et leur préparation fastidieuse… La culture de certaines espèces comme les brocolis, les choux, les oignons, les champignons ou les patates douces exigeant peu de pesticides même en conventionnel, les acheter en bio fait moins de différence. Enfin, les légumes à peau épaisse comme l'aubergine ou l'avocat absorbent peu d'intrants. Quant aux légumes à écosser (fèves, cocos, petits pois), on ne mange pas leur enveloppe qui retient les pesticides. Attention toutefois si vous compostez les cosses… Nous reparlerons de cet aspect de la question bio.

Les céréales, catégorie qui inclut le riz, sont très contaminées, a fortiori quand on les choisit complètes car leur enveloppe concentre les résidus chimiques. Le déficit consécutif à la guerre en Ukraine – véritable « grenier à blé », comme on l'apprenait en cours de géo dans mon enfance (de l'URSS à l'époque, aujourd'hui de l'Europe) – a conduit l'Union européenne à abandonner pour l'heure son engagement de diviser par deux l'usage d'intrants agricoles dans ses champs. Le riz complet bio se classe donc en tête sur tous les plans, mais pour votre riz blanc, la situation est plus nuancée. Enfin, d'après l'enquête de *60 Millions de consommateurs*, tous les thés non bio analysés contenaient des résidus de pesticides, notamment du glyphosate (dans 30 % des produits). Évidemment, il s'agit d'un produit d'importation, le thé n'étant pas cultivé sous nos climats, ce qui signifie que les plantations ne sont pas soumises aux mêmes règles que les cultures évoquées auparavant. Les plus grandes maisons de thé ont ainsi dû renoncer pendant plusieurs années à commercialiser la variété Lapsang Souchong, un thé de Chine fumé à la suite d'un problème de contamination à la dioxine… Il faut dire que l'empire du Milieu n'est pas réputé pour son respect de l'environnement.

Les autres démarches intéressantes

Le bio ne constitue pas la seule ressource à la disposition de la consommatrice avisée et soucieuse de sa santé. Je pense notamment, pour les produits animaux, à la démarche Bleu-Blanc-Cœur, reconnue par les ministères de l'Agriculture et de la Santé qui se définit en ces termes : « […] une démarche agricole et alimentaire durable visant à améliorer la qualité nutritionnelle et environnementale de notre alimentation, en diversifiant et équilibrant l'alimentation des animaux avec des fourrages et des graines d'intérêts nutritionnels naturellement riches en oméga-3 (herbe, luzerne, lin, féverole…) ». Tout comme en bio, on agit en amont sur l'alimentation de la volaille ou du bétail afin d'obtenir des viandes et des œufs plus intéressants sur le plan nutritionnel. Un œuf estampillé Bleu-Blanc-Cœur contient en moyenne quinze fois plus d'oméga-3 qu'un œuf standard. Ce n'est pas négligeable. On obtient donc de vrais bons aliments, même s'ils ne sont pas bio. De plus, leur empreinte carbone est réduite de près d'un quart par rapport aux produits conventionnels et ils sont moins polluants pour les cours d'eau.

Dans la même veine, certains professionnels, comme l'artisan boucher Hugo Desnoyer, recourent à des nutritionnistes pour bovins afin d'améliorer les qualités nutritionnelles de la viande, l'idée de base étant d'enrichir les pâtures en les parsemant d'herbes dotées de vertus antioxydantes.

Le Label rouge (label français) constitue une autre piste intéressante, puisqu'il est censé garantir la qualité supérieure du produit. Un cahier des charges homologué par arrêté ministériel en définit les caractéristiques. Un Label rouge peut être associé à un label Spécialité traditionnelle garantie (STG), et même s'il ne possède en lui-même aucune connotation géographique, à une Indication géographique protégée (IGP) –, mais pas à une appellation d'origine contrôlée ou protégée (AOC ou AOP).

Le label Spécialité traditionnelle garantie (STG) que nous évoquions à l'instant vise quant à lui à protéger une recette traditionnelle (composition, méthodes de fabrication ou de transformation). Il s'agit d'un label européen règlementé.

Nous verrons plus loin que les labels garantissant l'origine géographique d'un produit ou son procédé de fabrication obéissent à un cahier des charges au moins aussi strict que celui du bio en matière d'alimentation. Ainsi le porc noir de Bigorre ou le jambon Pata Negra Bellota garantissent-ils un cochon qui a pâturé en liberté en se nourrissant d'herbe, de glands, de châtaignes, etc.

Mère bio, meilleure mère : halte à la culpabilisation !

Les activistes du bio usent bien souvent d'un marketing axé sur la peur, très semblable à celui que nous avons vu fleurir pendant la crise du Covid-19 au sein des mouvements antivaccin. Le but, comme souvent, est de culpabiliser les mères « ordinaires », accusées de ne pas se soucier assez sérieusement de la santé de leur progéniture. Et, partant, de ne pas aimer autant leurs petits qu'une mère bio de compétition. Les stars en mal de notoriété se sont engouffrées dans ce très lucratif créneau en surfant sur le thème de « depuis que j'ai un bébé, je m'inquiète vraiment de ce que je lui donne à manger et des produits que j'utilise pour son hygiène ». L'actrice américaine Jessica Alba a ainsi fondé sa marque The Honest Company pour proposer aux familles – donc aux mères – des produits sains et sûrs. Qu'elle ait fait fortune au passage n'est qu'une conséquence de l'importance qu'elle accorde au bien-être des siens. Le message sous-jacent se décrypte sans peine : si vous usez de produits classiques pour vos enfants, c'est un manque de dévouement, voire d'instinct maternel ! Le site de vente en ligne Mamavation, plus offensif, qui se targue de débusquer les ingrédients toxiques et de les inscrire sur sa « naughty list », sa liste noire, et qui a carrément adopté le slogan suivant : « *Changing Lives One Mom at a Time* » (« Changer la vie [le mode de vie], maman par maman »).

Et voilà que les influenceuses hexagonales leur emboîtent le pas. Évidemment, la plupart du temps sans vérifier aucune donnée, ni prendre en compte le caractère incomparablement plus strict des normes agricoles européennes, même en agriculture intensive, a fortiori en agriculture traditionnelle par rapport à celles en vigueur outre-Atlantique. Leur argument massue : c'est aux mères de changer le monde ! À elles, si elles aiment leurs petits, d'exiger du beau, du bon, du bio pour eux. En clair, si un produit non bio, non validé par ces influenceuses-gourous se faufile dans mon réfrigérateur, je suis une mère indigne prête à jeter son fils unique en pâture aux suppôts de l'industrie agroalimentaire… Mille pardons, mesdames, mais je ne suis pas d'accord. Le bio n'est pas la seule voie possible.

J'ajouterai à celles qui vivent le téléphone à la main, prêtes à dégainer la dernière application à la mode pour débusquer les « mauvais » produits, que l'empreinte carbone des nouvelles technologies n'est pas neutre. Des millions de mères angoissées et culpabilisées qui scannent fiévreusement les codes-barres avant d'acheter, c'est de l'énergie dépensée – sans même parler de la charge mentale supplémentaire que cela implique. Sachez aussi décrypter l'algorithme à qui vous déléguez vos décisions. Pour classer les produits, l'application la plus célèbre, Yuka, s'appuie sur trois critères pondérés selon les proportions suivantes : 60 % pour la qualité nutritionnelle (teneur en fibres, protéines, fruits et légumes, graisses, sucres ou sels), 30 % pour la présence ou l'absence d'additifs et 10 % pour le caractère bio. Le sel et le sucre ne figurent pas parmi les additifs, non plus que les édulcorants de synthèse, à l'inverse des arômes. Donc le « plus sain » de Yuka n'est pas forcément le vôtre. L'UFC-Que Choisir a récemment lancé sa propre application, baptisée QuelProduit pour vous aider à connaître la composition d'un produit, sa qualité nutritionnelle et, pour les cosmétiques et produits ménagers, sa qualité environnementale. En pratique, elle vous permet de connaître immédiatement son Nutri-Score et la présence ou non d'additifs nocifs selon les enquêtes de l'UFC-Que Choisir. Vous voilà parée.

Mais au fait, de quoi se préoccupe-t-on en premier lieu quand on mange bio : de sa santé ? des saveurs ? de la planète ?

Bio et saveur

Des ingrédients bio garantissent-ils des mets plus savoureux ? Évidemment, affirment les aficionados du bio : on parle de produits cultivés avec amour, de viandes issues d'animaux mieux traités et mieux nourris, de recettes accommodées sans méchants additifs. Cela permet de retrouver les saveurs d'antan. Une notion bien vague car mes saveurs d'enfance ne sont pas les mêmes que les vôtres. Le goût est un critère très personnel bien difficile à quantifier de manière scientifique, d'autant plus qu'il peut évoluer au fil des ans. Et il dépend de facteurs extrêmement divers. Un exemple : si je ne retrouve plus la saveur amère des chicons de mon enfance, ce n'est pas du tout parce que les endives d'aujourd'hui sont moins bio mais parce qu'on a sélectionné des variétés plus douces et plus appréciées des consommateurs.

C'est bon ou c'est bio ?

Au risque de choquer les âmes bien-pensantes, je vous livre cette vérité : aucune recherche n'a encore démontré d'avantage gustatif du bio. Dans des tests à l'aveugle organisés, personne ou presque n'a fait la différence entre le produit bio et son équivalent non bio. Mais pour les obsédés du bio, ça n'est pas le sujet. La saveur des mets est un facteur anecdotique. Le bio, nouveau Graal pour notre société 2.0 ultra-normative, se moque des notions de plaisir, de bien-être et d'abandon à la gourmandise. On parle de se nourrir, de s'alimenter – car on use désormais d'un vocabulaire naguère réservé à la sustentation des grands malades –, jamais de jouissance gustative.

Pourtant, Dieu merci, la notion de plaisir reste prépondérante dans les achats alimentaires. On cherche certes à manger sain, équilibré, moins gras, avec de meilleures graisses, bio et que sais-je encore, mais on vise avant tout à flatter les papilles des convives. Ceux, par exemple, qui se régalent d'abord avec les yeux, répugneront ainsi à proposer un plateau de fruits bio tout rabougris ; d'autres apprécient de manger ce dont ils ont envie quand ils en ont envie sans se préoccuper ou du moins pas toujours – ce ne sont pas non plus des sauvages ! – des contraintes liées à la saisonnalité. Voilà un des éléments qui expliquent l'écart observé entre le « bio théorique » et le « bio pratique », entre le souci d'une alimentation plus saine et le passage à l'acte. C'est un peu comme quand vous vous dites que la saison des maillots de bain approche et qu'il serait plus raisonnable de prévoir une poêlée de courgettes, mais que vous avez envie d'une bonne grosse choucroute !

Pas question de renoncer définitivement aux plaisirs de l'assiette et de la gastronomie, ni même à la gourmandise ! Avons-nous tellement peur de mourir que nous cherchions dans l'aliment – pardon, le produit – bio une potion magique concoctée par une nouvelle génération d'agriculteurs qui nous apporterait la vie éternelle, nous évitant au passage, cela va de soi, la vieillesse, la déchéance physique et les pathologies lourdes et/ou chroniques que nous ne saurions voir ? Plusieurs enquêtes ont montré que les consommateurs s'emmêlaient d'ailleurs les pinceaux dans la jungle des appellations liées au « bien manger », certains imaginant par exemple qu'un produit bio était forcément moins calorique…

Maman, la cantine est « dégueulasse » !

Ce n'est pas uniquement pour proposer des menus plus goûteux que la loi Agriculture et alimentation, dite loi Egalim, a quantifié la part des produits bio dans les menus servis en restauration collective, donc dans les cantines scolaires. L'objectif était qu'en 2022, on y serve 50 % de produits de qualité et 20 % de bio.

Distinguer ainsi les « produits de qualité » du bio a le mérite d'admettre implicitement que le bio ne constitue pas l'unique gage de qualité retenu.

La cantine peu appétissante n'est pas un phénomène nouveau, pas plus dans les écoles que dans les restaurants d'entreprise, les hôpitaux ou les Ehpad d'ailleurs. Mais là encore, pour éviter de tout mélanger, gardons-nous de confondre recettes médiocres et malbouffe. Dans les grandes villes, la difficulté résulte de problèmes structurels avec une majorités de repas préparés dans des cuisines industrielles, puis livrés froid. Pas bon, mais pas cher, et ça, ça compte pour les collectivités qui financent le tout. Les enfants des campagnes et des petites bourgades sont en général mieux lotis.

Le choix du nivellement par le bas conduit parfois carrément à la malbouffe, avec l'utilisation en lieu et place des produits frais, de surgelés et de conserves moins savoureux, la sélection de viandes de deuxième ordre ou de viandes hachées reconstituées, ou encore le recours à des produits ultra-transformés et ultra-bas de gamme (poissons panés plus riches en panure qu'en poisson, escalopes cordon bleu industrielles, spécialités fromagères aussi fades que grasses). Et comme, moins c'est appétissant, plus il en reste dans les assiettes, cela entraîne un gâchis considérable puisqu'on estime que près du tiers des plats finissent chaque jour dans les poubelles.

Pour les activistes, la solution par le bio est présentée comme *la* panacée contre tous ces maux. Ils travaillent depuis longtemps à l'imposer puisque, déjà en 2010, les maires français des communes de plus de 5 000 habitants, ainsi que tous les parlementaires avaient reçu un opuscule intitulé « Du bio à la cantine, mode d'emploi », mis au point conjointement par le WWF

(World Wildlife Fund) et le SNRC (Syndicat national de la restauration collective). L'objectif avoué étant d'apporter des réponses claires aux grandes questions que les élus étaient susceptibles de se poser sur le bio et sur son incorporation aux menus scolaires. « Qu'est-ce qu'un repas bio ? Doit-on passer directement à une restauration 100 % bio ? Vaut-il mieux privilégier le bio ou les produits de proximité ? Quel est le "juste" prix du bio ? » Le WWF avait doublé ses efforts d'une campagne « Oui au bio dans ma cantine », destinée à inciter les parents d'élèves à se mobiliser pour convaincre le maire de leur commune de privilégier les produits issus de l'agriculture biologique dans les cantines, et aussi à favoriser la conversion au bio des agriculteurs de leur territoire.

L'autre objectif inscrit dans ce texte, 50 % de produits de qualité, me paraît nettement plus prometteur, même si j'imagine bien que les 20 % de produits bio pourront s'inscrire dans lesdits 50 %. Comment accepter qu'en France, patrie de la gastronomie, les 10 à 12 millions d'usagers de la restauration scolaire, de la maternelle au lycée, mangent globalement aussi mal. Même les crèches ne sont pas épargnées. À mon sens, l'impératif de qualité importe davantage que l'origine bio ou non des menus. La loi Egalim impose de ne pas servir plus de quatre fois en vingt jours d'aliments pré-frits ou frits, de charcuterie ou de desserts industriels trop sucrés. En revanche, le poisson, les légumes cuits, les crudités et les fruits doivent être proposés aussi souvent que possible. Parmi les pistes concrètes suggérées par les spécialistes pour mettre ce texte en œuvre, sans ruiner les communes ni les parents, figure la réduction du nombre de recettes à base de viande, l'un des ingrédients les plus onéreux. Ce qui va dans le sens des recommandations du 4e PNNS.

On accroîtrait simultanément la part des sources de protéines végétales, moins coûteuses et moins grasses. Il faudrait aussi servir davantage de produits simples tels que les crudités, les légumes sans sauce et les fruits entiers. Sur le plan pratique, il serait bon de revenir à des règles de bon sens, comme laisser aux élèves le temps nécessaire pour déjeuner autrement qu'avec un « lance-pierre », ce qui permettrait de leur offrir des plats qui se mangent et non plus seulement des recettes qui s'engloutissent. N'oublions pas que la satiété passe aussi par la mastication. Sans surprise, en bio comme en conventionnel, la qualité gustative du produit fini ne dépend pas uniquement des ingrédients de base, mais avant tout de la manière dont ils sont préparés. Cela dit, la loi Egalim n'étant pas coercitive et ne fixant pas d'obligation de résultat, son succès dépendra de la bonne volonté des divers acteurs du secteur.

Manger bio n'est pas la clé pour rester en bonne santé, tout au plus ce choix alimentaire peut-il représenter un outil. La santé passe avant tout par l'équilibre nutritionnel, et aussi par une bonne hygiène de vie générale (activité physique, sommeil régulier, stress maîtrisé, etc.). Or, il est tout à fait possible de manger sainement, souvent à moindre coût, sans consommer bio, notamment en recourant à l'achat de produits locaux et de saison. De bons produits venus tout droit de chez un producteur tout prêt à vous les expliquer dans leurs moindres détails.

5

Le bio, c'est la proximité

À force de multiplier les labels et les appellations, les acheteurs ne savent plus où ils en sont. Beaucoup établissent des associations erronées, par exemple entre bio et « produit local et bon pour la santé ». Le raccourci qui consiste à confondre produits bio et produits locaux s'explique par les origines du mouvement bio, initialement porté par des petits producteurs allant commercialiser leur récolte ou leurs produits sur les marchés des environs. À présent que le bio, fort – ou victime ? – de son succès s'est industrialisé, la corrélation se révèle moins claire. Toutes les grandes enseignes proposent désormais des lignes bio pas du tout artisanales et dépourvues d'ancrage local.

En outre, comme le label bio ne prend pas en compte, on l'a vu, le mode de transport des denrées, on trouve couramment du goji bio tout droit venu d'Amazonie, du café bio en provenance des quatre coins de la planète et des avocats bio importés du Pérou ou du Chili, pour ne citer que quelques exemples. Il faut bien admettre que le bilan carbone de ce bio importé peut faire froid dans le dos. Surtout, il cadre mal avec le souci de protéger la planète des méfaits de l'activité humaine qui s'inscrit en filigrane des mouvements bio. Un magazine féminin a très sérieusement posé la question : peut-on encore manger de l'avocat[1] ? Il en existerait, semble-t-il, de petits producteurs en Sicile et même dans le Sud-Ouest de la France et en Corse. Reste que, bio ou pas, la grande majorité des avocats provient du Pérou, du Mexique ou du Kenya… et qu'on n'a pas toujours le temps ni la possibilité de « sourcer », pour utiliser le terme consacré, chez les détaillants « responsables » des produits issus de terroirs plus proches. Oserai-je préciser que ces avocats de proximité sont vendus autour de 9 euros le kilo et ne sont disponibles que de décembre à avril ?

On peut donc légitimement s'interroger au moment de choisir : vaut-il mieux acheter bio ou acheter local, même si le produit local n'est pas bio ? Et comment savoir si un produit est réellement local ou s'il n'en a que l'apparence ? Lors de la récente pénurie de moutarde, j'ai par exemple vu de la « moutarde de Dijon » importée de Pologne : cherchez l'erreur ! Après enquête, j'ai appris que le qualificatif « de Dijon » se rapportait uniquement au procédé de fabrication, lequel aboutit à une moutarde forte, par opposition aux moutardes douces et vaguement sucrées privilégiées en Europe centrale et orientale. Le terme « moutarde de Dijon » ne garantit nullement la provenance de votre achat et ne bénéficie d'aucune protection juridique.

Appellations d'origine

Je vous propose une nouvelle promenade dans la forêt de labels et d'allégations dont notre pays et l'Union européenne ont accouché au fil des décennies avec, pour compléter, un bref tour d'horizon des mentions parfaitement fantaisistes qui figurent parfois sur nos emplettes.

1. *Madame Figaro*, janvier 2022.

Production « locale », « fermière », « des montagnes » : les fabricants rivalisent d'imagination pour toucher notre fibre néorurale. Essayons de démêler le vrai du faux.

AOP et AOC

Commençons par les AOP (Appellation d'origine protégée) et AOC (Appellation d'origine contrôlée), les plus normatives, qui, seules, garantissent que toutes les étapes de l'élaboration et de la transformation du produit se font dans une zone géographique déterminée, la zone d'appartenance géographique de l'appellation, et en respectant les procédés de fabrication définis dans le cahier des charges.

Le label AOP est un label officiel européen. À ce titre, il protège le nom du produit dans toute l'Union européenne. L'AOC, plus ancienne, ne concerne que le territoire français. Elle constitue aujourd'hui une étape dans l'obtention du label AOP. Exception faite des vins, dès qu'un produit a obtenu une AOP, il ne peut plus faire figurer son ancien logo AOC sur ses étiquettes. Chaque AOP possède son propre cahier des charges, qui définit notamment les communes incluses dans la zone d'appartenance géographique de l'appellation. Environ 500 produits français détiennent une AOP, parmi lesquels les noix de Grenoble, les lentilles du Puy, le piment d'Espelette et des fromages comme le roquefort, le saint-nectaire ou le camembert de Normandie. Le site officiel du ministère de l'Économie, des Finances et de la Souveraineté industrielle et numérique précise que ces labels « garantissent un lien très fort entre le produit et son terroir ».

IGP

L'IGP (Indication géographique protégée) offre un cadre plus souple. Cet autre label européen désigne « un produit dont les caractéristiques sont liées au lieu géographique dans lequel se déroule au moins sa production, son élaboration ou sa transformation ». Une étape au moins de la fabrication s'est déroulée dans la zone d'origine. En revanche, les ingrédients n'en proviennent pas nécessairement. Pour prendre un exemple, rien n'interdit de confectionner un cidre breton IGP en pressant des pommes normandes, et vice versa. C'est dire que le label IGP valorise davantage un procédé de fabrication ou un savoir-faire que l'origine des ingrédients. Comme pour les AOP et AOC, les critères retenus sont couchés dans un cahier des charges. Parmi les IGP françaises figurent, outre le cidre breton précité, le jambon de Bayonne, le canard à foie gras du Sud-Ouest, le veau du Limousin, les œufs de Loué, le riz de Camargue, les huîtres de Marennes-Oléron, la tomme de Savoie, la clémentine de Corse… En revanche, une IGP ne garantit absolument pas une fabrication artisanale ; d'ailleurs on trouve couramment des IGP sur des produits de l'industrie agroalimentaire.

Produit fermier, produit de montagne

L'usage des appellations « produit fermier », « produit à la ferme » et « produit de ferme » est encadré par décret[1]. Il s'agit en effet de mentions valorisantes au même titre que les labels, même si elles sont moins strictement encadrées et qu'aucun cahier des charges n'en définit les limites précises. En l'absence de définition

1. Articles L. 640-2 et suivants du Code rural.

réglementaire applicable à tous les produits fermiers la réglementation ne s'applique qu'aux volailles, aux œufs et aux fromages. Il doit s'agir de produits fabriqués sur place à petite échelle (non industrielle), à partir d'ingrédients principalement issus de la ferme qui leur donne son nom. Un fromage fermier peut être affiné hors de la ferme, à condition d'en informer le consommateur. En revanche, le lait doit provenir du troupeau, et la transformation être réalisée à la ferme.

S'agissant des produits des régions montagneuses, il existe une mention valorisante européenne « Produit de montagne » et une mention française « Montagne ». La première est réservée à la viande d'animaux élevés dans les zones de montagne pendant les deux tiers au moins de leur vie (un quart en cas de transhumance). En outre, la moitié au moins de leur ration fourragère annuelle doit provenir desdites zones. Peuvent également bénéficier de la mention « produit de montagne » le lait et les œufs d'animaux élevés en zone de montagne, les végétaux cultivés dans des zones de montagne et les produits fabriqués à partir de ces ingrédients. Les produits transformés doivent contenir au moins 50 % de matières premières issues de zones de montagne. Le miel estampillé de ce qualificatif doit, lui, provenir exclusivement de zones montagneuses. La dénomination française « Montagne » concerne les denrées alimentaires autres que le vin, ainsi que des produits agricoles non alimentaires et non transformés, qui ne sont pas éligibles à la mention européenne (par exemple les eaux, les liqueurs, la bière...) s'ils ont été principalement produits dans une zone montagneuse, surtout avec des ingrédients en provenant.

Local, régional, artisanal

Conscient du caractère attractif d'un label d'origine, certains producteurs ou distributeurs apposent la mention « produit local » ou « produit régional ». L'interprétation de ces étiquettes non règlementées est laissée à l'appréciation du producteur et du consommateur. Pour certains, sera local ce qui provient de la région, ou même du pays tout entier, tandis que pour d'autres, le caractère local s'arrête aux frontières du département, du canton, ou de telle ou telle zone géographique ancestrale. Est-ce fabriqué localement à partir d'ingrédients locaux ou à partir d'ingrédients venus d'ailleurs ? À vous de mener l'enquête.

La mention « artisanal » garantit uniquement que le producteur possède le statut d'artisan inscrit à la Chambre des métiers et de l'artisanat, sans aucun cahier des charges supplémentaire.

Signalons pour finir quelques labels *made in France*. Pour les poissons, le label Pavillon France, dépourvu de toute implication environnementale, garantit uniquement la provenance française du produit. Même remarque pour les logos de forme hexagonale instaurés par notre filière viande : « Porc français », « Volaille française », « Lapin de France », « Viande de veau française », « Viande chevaline française », « Viande bovine française », « Viande ovine française », « Viande d'agneau française », « Viande de chèvre française », et « Viande de chevreau française ».

Les circuits courts

La notion de proximité ne concerne pas uniquement la production des denrées, mais aussi la distance qui les sépare de leur point de vente et celle qui nous sépare de celui-ci. Si la mode est au manger local, où place-t-on la limite ?

Manger « local »

Nous venons d'évoquer le caractère subjectif du terme « local » et son élasticité géographique. Quels éléments prendre en compte ? Une limite kilométrique ? La seule empreinte carbone ? Et fait-on une exception pour les produits provenant des DOM-TOM ?

Dans le cas contraire, nous devrions renoncer à beaucoup d'aliments que nous ne considérons même plus comme exotiques comme le café, le thé, le chocolat et les bananes ! J'ai vérifié au supermarché : la balance du rayon fruits et légumes classe celles-ci parmi les fruits, pas parmi les fruits exotiques. Et au petit déjeuner, on boit quoi ? Admettons, juste pour dire, que nous dénichions un café ou un thé intégralement transporté jusqu'à nos rayonnages en camionnette électrique et en cargo à voile. Vous imaginez un peu son prix de vente ? Seuls quelques privilégiés pourraient encore s'offrir ces breuvages qui rythment aujourd'hui notre quotidien, les autres devant se rabattre sur… Sur quoi, d'ailleurs ? Que leur recommanderait-on, à ces autres ? Un brouet d'orge grillée, comme pendant la Seconde Guerre mondiale ? Un potage, comme les paysans du XVIIIe siècle ? On a fait des révolutions pour moins que ça !

Au-delà de nos bols matinaux désespérément vides, que nous le voulions ou non et n'en déplaise à Greta Thunberg, nous habitons un village global. Quand bien même nous parviendrions à renoncer à tous les fruits et légumes importés, pour ne citer qu'eux, que deviendraient les producteurs qui nous les fournissent aujourd'hui et les économies de pays en développement dont l'agriculture constitue la principale richesse ? Et comment réagiraient-ils à votre avis ?

Oublions un instant les produits exotiques. Mettre un peu plus de local dans nos assiettes nous ferait le plus grand bien, tout comme à notre empreinte carbone. Nous avons la chance de vivre dans un grand pays agricole, à nous de savoir en profiter pour mieux nous nourrir.

Locavorisme

Le locavorisme ou mouvement locavore prône l'achat et la consommation de nourriture produite de 100 à 250 kilomètres au maximum autour de son domicile. Un « manger local » poussé à l'extrême, en somme !

La solution pourrait passer par ce que l'on appelle les circuits courts, ceux qui assurent une proximité maximale entre le producteur et le consommateur. Le ministère de l'Agriculture et de la Souveraineté alimentaire les définit en ces termes : « Est considéré comme circuit court un mode de commercialisation des produits agricoles qui s'exerce soit par la vente directe du producteur au consommateur, soit par la vente indirecte, à condition qu'il n'y ait qu'un seul intermédiaire. » Vous remarquerez que cette définition n'inclut aucun critère géographique. Dans le langage courant, cependant, les circuits courts reposent aussi sur la proximité géographique entre les producteurs et les consommateurs.

Vente directe ou indirecte

Comme son nom l'indique, la vente directe se déroule du producteur au consommateur sans aucun intermédiaire : vous achetez directement sur le lieu de production ou directement à l'exploitant présent sur un marché. Lorsqu'on habite la campagne et qu'on achète son fromage au marché à un producteur venu en voisin de son exploitation distante de 10 kilomètres, c'est un circuit court. Même chose lorsque vous achetez votre poisson tout frais déchargé du bateau à un pêcheur normand. Rien de bien nouveau, en somme.

Plutôt un retour à des valeurs un peu oubliées comme le souci de manger de bons produits et de savoir d'où ils proviennent. Le consommateur moderne échaudé par les scandales sanitaires aime connaître le circuit de production de A à Z. Pour un peu, il visiterait l'étable où son steak a vu le jour ! C'est une façon pour lui de se réapproprier son alimentation. Les plus motivés cèdent à la mode du *woofing*, qui consiste à aller en quelque sorte au pair dans une ferme bio pour faire l'expérience du quotidien d'un agriculteur et apprendre les pratiques agricoles biologiques. En échange de cette formation, le « woofeur » consacre la moitié de ses journées à aider son hôte dans les travaux de la ferme. En version plus soft, on emmène les enfants récolter eux-mêmes leurs fruits et légumes dans une exploitation agricole.

La vente indirecte se fait dans le cadre des coopératives, magasins de producteurs ou points de vente collectifs de producteurs au sein desquels des exploitants agricoles locaux se réunissent pour commercialiser leurs produits bruts (fruits et légumes, lait, œufs, etc.) ou transformés (beurre, fromages, confitures et coulis de fruits, etc.). Pour relever du circuit court, ces produits doivent représenter au moins 70 % du chiffre d'affaires total du point de vente. On trouve aussi des groupes de producteurs qui s'associent dans un cadre régional pour proposer des paniers de fruits et légumes dans des points de vente ailleurs en France.

Les AMAP

Une AMAP (Association pour le maintien de l'agriculture paysanne) naît d'une démarche conjointe d'un groupe de consommateurs en mal de produits de la ferme et un producteur, agriculteur ou artisan transformateur. Un contrat est alors établi entre eux pour la livraison hebdomadaire d'un panier contenant des fruits et légumes, ou encore des œufs, du fromage, de la viande, du pain, du poisson, du miel, etc. Le contrat précise les denrées et les volumes concernés pour une période de six mois correspondant à une saison de production, printemps/été ou automne/hiver.

Le consommateur reçoit chaque semaine un panier de produits de saison, garantis frais et bio, même s'ils ne sont pas labellisés AB (puisque pas emballés !). En effet, même si la démarche AMAP est avant tout axée sur le rétablissement d'un rapport direct, on peut même dire d'un partenariat entre le consommateur et le producteur, les exploitants du réseau AMAP s'inscrivent aussi dans une démarche environnementale.

Quant au vendeur, il assure la prévente d'une partie de sa production et sécurise ainsi quelque peu sa situation économique. Le prix du panier, fixé de manière équitable, doit lui permettre de couvrir ses frais de production et de réaliser une marge décente tout en restant abordable pour le consommateur. Un « juste prix », en somme ! Lorsque l'on s'inscrit dans une AMAP, on paie en outre d'avance une cotisation correspondant à six mois de paniers. Selon la composition du panier, ce montant correspond à l'équivalent de 8 à 20 euros par semaine. Autant dire que même si les adhérents revendiquent avant tout leur engagement pour la sauvegarde de l'agriculture paysanne, ils ne font pas pour autant une mauvaise affaire. Pour le ministère de l'Agriculture, les AMAP constituent « la référence en matière de circuits courts ».

Pour éviter les contrefaçons qui sont apparues dès que ce nouveau mode de consommation a commencé à se développer, l'acronyme AMAP est aussi une marque déposée à l'Inpi. Les paniers proposés sur Internet sans précision d'origine ou en ventes ponctuelles ne proviennent pas de ce réseau.

D'autres réseaux associatifs proposent des démarches en circuit court cette fois axées sur la réinsertion sociale, comme les Jardins de Cocagne qui emploient des personnes en situation de précarité et commercialisent eux aussi des paniers. Le Mouvement Colibris, qui cherche à redéfinir des modèles de vie en commun plus respectueux de la nature, intègre parfois des AMAP.

Pour achever ce tour d'horizon des circuits courts, La Ruche qui dit Oui, qui se définit comme un réseau de communautés d'achat direct aux producteurs, les « ruches », met en relation les producteurs et les consommateurs par l'intermédiaire d'une plate-forme en ligne. Les produits sont proposés dans des ruches virtuelles créées par des particuliers et commercialisés dans des points de vente extérieurs[1].

C'est beau et bio, mais malgré l'engouement dont ils font l'objet, les circuits courts ne représentent, en France, que 10 % des achats alimentaires.

---

1. Voir https://laruchequiditoui.fr.

Manger en saison

La proximité peut aussi se concevoir sur le plan temporel, c'est-à-dire le fait de consommer en priorité des produits de saison. Bon, vous le savez aussi bien que moi, manger des fraises ou des abricots, même bio, en hiver, relève du non-sens, et cela doit rester exceptionnel. Mais pour reprendre l'habitude de nous nourrir de produits de saison, il faudrait savoir quelles denrées manger et quand. Jusqu'au développement des modes de transports modernes rapides, les choses étaient simples puisqu'on n'avait accès qu'aux produits de saison. Aujourd'hui, cela demande un peu de travail. Pour ceux qui ont accès à un marché de producteurs, il suffit de regarder ce que les étals proposent, puisqu'ils commercialisent leurs récoltes du moment. Mais pour les citadins qui font leurs courses dans les hypermarchés et supermarchés, ce mode de fonctionnement ne résout rien. La provenance des aliments constitue une indication, mais elle n'est pas entièrement fiable puisque ces enseignes sélectionnent aussi leur offre en fonction de son prix de vente. Le fait de trouver des fruits ou légumes provenant du Sud de l'Union européenne n'implique pas toujours que ceux-ci ne sont pas « en saison » chez nous. Cela peut vouloir dire qu'ils sont actuellement moins chers en Espagne, au Portugal ou en Italie. On doit aussi tenir compte des variétés primeurs ou hâtives ou tardives. Consultez un catalogue de graines potagères et vous comprendrez de quoi je parle : le navet rouge plat hâtif (semis février-avril, récolte mai-juillet) ne sera pas disponible en même temps que le navet rave d'Auvergne tardif (qui se sème l'été pour une récolte en automne). Pour vous aider, Santé publique France met à votre disposition un calendrier consultable en ligne[1], qui

1. Voir www.mangerbouger.fr/manger-mieux/bien-manger-sans-se-ruiner/calendrier-de-saison.

indique aussi, mois par mois, les poissons et fruits de mer de saison dans l'Hexagone. L'Ademe (Agence de l'environnement et de la maîtrise de l'énergie) propose, pour les fruits et légumes, une version imprimable[1] et l'UFC-Que Choisir une version à télécharger très complète[2].

Reste, sauf pour les adeptes d'un locavorisme strict – ce qui implique davantage de renoncements selon que l'on habite des régions plus ou moins septentrionales et/ou montagneuses –, la question des fruits qui ne poussent pas sous nos climats. Quelle définition de « de saison » retenir ? La date à laquelle un fruit ou légume fait son apparition sur les étals ? La saison de pleine maturité du fruit en question sur son terroir d'origine ? S'agissant « [d]es tubercules et [d]es agrumes, qui se conservent plusieurs mois, à quel stade ne sont-ils plus "de saison" ? », s'interroge l'autrice japonaise Ryoko Sekiguchi dans son livre *Nagori, La nostalgie de la saison qui vient de nous quitter*[3]. Les Nippons, toujours enclins à coller aux rythmes naturels, emploient d'ailleurs pas moins de trois termes pour distinguer les fruits et légumes de saison : *hashiri* désigne les variétés primeurs ou hâtives, *sakari*, les produits de pleine saison et *nagori* pour ceux de fin de saison ou d'arrière-saison, générateurs de nostalgie puisqu'on ne les reverra plus avant l'an prochain.

---

1. Consulter https://librairie.ademe.fr/cadic/7331/calendrier-fruits-legumes-de-saison.pdf.
2. Voir www.quechoisir.org/conseils-alimentation-telechargez-le-calendrier-des-fruits-et-legumes-de-saison-n51036/.
3. POL, 2018.

Planet-Score

Ce nouvel étiquetage européen, en phase de test depuis 2021, pourrait devenir obligatoire en 2025. Reprenant les codes visuels du Nutri-Score, il établit une classification de A à E prenant en compte l'usage de pesticides, la biodiversité et le climat, ainsi que le mode d'élevage pour les produits animaux. Selon la porte-parole du dispositif, Sabine Bonnot, cet outil vise à permettre au consommateur « d'avoir une information transparente sur les enjeux environnementaux complets[1] ». Ses détracteurs s'inquiètent cependant de ses liens avérés avec le lobby du bio…

À ne pas confondre avec son concurrent l'Eco-Score qui, lui, relève d'initiatives privées.

On voit bien que le bio ne représente qu'un élément des nouvelles aspirations des consommateurs occidentaux, qui doit s'inscrire dans la complémentarité avec d'autres critères de qualité comme la production locale et le respect de la saisonnalité.

1. ONG internationale pour un élevage durable, créée en 1967 en Angleterre.

6

L'eau, au moins, c'est bio...

On trouve des vins bio, de la bière bio, des jus de fruits bio, des sodas, de la limonade bio et même des spiritueux (whisky ou pastis) bio, mais quid de la boisson la plus simple, l'eau ? Existe-t-il de l'eau bio ? Et si l'eau, si essentielle à notre survie, n'est pas bio peut-il exister du bio sur notre planète ? En voilà une question existentielle. Car l'eau, c'est nous. Permettez-moi de rappeler, en effet, que nous nous composons à environ 65 % d'eau (à 90 % pour notre cerveau). Ce qui signifie qu'un humain de 70 kilos en contient quelque 45 litres ! La pureté de cet élément est donc tout sauf anecdotique.

Boire de l'eau

Sous un climat tempéré et dans des conditions normales d'activité, un adulte a besoin d'environ 2,5 litres d'eau par jour. Un litre environ est apporté par les aliments et 1,5 litre par les boissons. Il va sans dire que nous la voulons propre, saine, rafraîchissante et agréable au palais. En revanche, ne comptez pas sur les autorités françaises ou européennes pour vous fournir ce breuvage en version bio. Ce pour la bonne et simple raison que, ne relevant pas d'une production agricole, l'eau ne peut pas être certifiée en application de la réglementation européenne en agriculture biologique, l'Agence Bio. Même les eaux minérales ne sont pas éligibles. Ce qui ne remet pas en cause leur pureté ! Alors, sans label pour orienter son choix, que doit boire le consommateur soucieux de sa santé ?

Eau du robinet

C'est de loin l'aliment le plus contrôlé en France, d'après le ministère de la Santé et de la Prévention. Le contrôle sanitaire confié aux agences régionales de santé (ARS) se traduit en effet par des prélèvements réguliers portant sur 54 paramètres différents (la teneur en chlorures, en potassium, pH dureté de l'eau, etc.) effectués par des laboratoires agréés. Soit, chaque année, près de 320 000 prélèvements et plus de 18,5 millions d'analyses pour veiller au respect des normes édictées par la Directive européenne 2020/2184 relative à la qualité des eaux destinées à la consommation humaine et par le code de la santé publique.

Ce qui n'empêche pas que des contaminations puissent survenir, notamment à la suite d'un épisode de précipitations violentes. Au-delà des crises ponctuelles, un rapport publié par l'Anses en avril 2023 semble indiquer un problème de fond. Il ressortait en effet de l'analyse de points de captage d'eau représentant environ 20 % de l'eau distribuée en France, territoires d'outre-mer inclus, que plus du tiers des échantillons contenait un excès de résidus de chlorothalonil R471811, un pesticide, et que ce produit était présent dans plus de la moitié des prélèvements. L'année précédente, *Le Monde* avait déjà révélé qu'en 2021, 20 % de nos concitoyens, soit 12 millions de personnes, avaient été confrontés, ponctuellement ou régulièrement, à des seuils trop élevés de pesticides et de métabolites dans leur eau du robinet. Pour connaître la qualité de l'eau dans votre commune, l'UFC-Que Choisir propose une carte interactive de la qualité de l'eau[1]. Faisons le test : chez moi, à Paris, la qualité de l'eau du robinet est très élevée ; à l'endroit où j'ai passé mes dernières vacances, en revanche, résultat médiocre. Je faisais donc bien d'acheter de l'eau en bouteille…

L'aspect gustatif doit aussi être pris en compte : certaines eaux sont incontestablement meilleures que d'autres. C'est d'ailleurs l'argument invoqué par 85 % des acheteurs d'eau en bouteille[2]. La mienne, certains jours, dégage des relents chlorés dignes d'une piscine publique ! Dois-je me faire une raison et me pincer le nez avant de boire ? Il existe Dieu merci une tactique toute bête pour éliminer l'odeur de chlore : il suffit de la décanter dans une bouteille ou dans une carafe et de la réfrigérer. Cela oblige toutefois à prévoir plusieurs bouteilles pour toujours disposer d'un breuvage déchloré et de boire de l'eau glacée. D'autres affirment obtenir un résultat similaire grâce aux machines à eau pétillante. En tout état de cause, cela fonctionne éventuellement pour les odeurs, pas pour les résidus de pesticides ou de métaux lourds…

Dans ce cas, il faut recourir à des méthodes plus agressives et filtrer l'eau avant de la boire. Les adeptes des techniques ancestrales apprécieront le Binchotan, charbon actif de chêne, ou son cousin à base de bambou. C'est joli comme une estampe de Hokusai et ça ne demande aucun matériel. Après l'avoir soigneusement rincé à l'eau claire, on plonge son bâtonnet de charbon dans l'eau bouillante pendant dix minutes, puis on le laisse sécher pendant deux minutes et on le plonge dans une bouteille d'eau du robinet. On attend ensuite

1. Voir www.quechoisir.org/carte-interactive-qualite-eau-n21241/.
2. Source : Kantar 2023, « The Brand Immersion 8 : Valeurs et plaisirs coupables ».

huit heures avant de transvaser l'eau débarrassée de son chlore, de son calcaire et de ses traces de métaux lourds ou de produits chimiques et reminéralisée dans une bouteille ou carafe propre. Vous pouvez réutiliser votre bâtonnet de charbon aussitôt. Chaque Binchotan dure six mois avec une nouvelle stérilisation à l'eau bouillante à mi-parcours. Après quoi, on peut, au choix, le composter ou l'utiliser comme engrais (comptez environ 30 euros les 6 bâtonnets).

Les carafes filtrantes et les filtres à fixer sur le robinet ou à installer sous l'évier reposent sur le même système de filtration au charbon actif. Les cartouches des carafes filtrantes se changent tous les mois environ et il faut penser à nettoyer régulièrement la carafe elle-même pour éviter le développement de bactéries. C'est simple, mais cela fait des filtres à recycler et les analyses réalisées par l'UFC-Que Choisir montrent que la filtration n'est pas aussi efficace que les arguments de vente de ces dispositifs le prétendent.

Les filtres que l'on installe sur le robinet de la cuisine comportent eux aussi une cartouche de charbon actif compacté. Chacun offre une capacité de 1 500 litres seulement (environ six mois). En revanche, le débit est limité à un litre d'eau par minute à peu près. Placer un purificateur d'eau – un filtre plus gros – ou un filtre sous l'évier offre une capacité de filtration plus importante (6 000 à 10 000 litres, entre 6 et 12 mois) et un débit de 2 litres d'eau par minute. Prévoyez de débourser environ 50 euros pour un filtre de robinet et le double pour un modèle sous l'évier. Voilà pour le tout-venant.

Pour une filtration plus pointue, il faut investir dans un filtre par osmose inverse : l'eau traverse plusieurs filtres et une membrane extrêmement fine, ce qui permet d'éliminer 99 % des bactéries et polluants (nitrates, cuivre, chrome, microplastiques, etc.) présents dans l'eau. Un osmoseur s'installe sous l'évier et sa réserve d'eau filtrée évite les problèmes de débit des filtres à charbon. On change les cartouches de l'appareil tous les ans et sa membrane tous les deux à cinq ans. Le coût d'achat de l'appareil est d'environ 250 euros hors frais d'installation. Il s'agit là de tarifs indicatifs : un osmoseur japonais dernier cri au sable volcanique revient plutôt à 1 350 euros ! Quant aux machines qui permettent en outre d'ajuster le pH de l'eau produite, elles franchissent allègrement la barre des 3 000 euros !

Je ne résiste pas au plaisir d'évoquer ici un système de filtration qui prétend fournir une eau bio, définie comme « une eau dont les propriétés et la composition sont compatibles avec le corps humain ». Après avoir filtré l'eau du robinet par osmose inverse, l'appareil la « redynamise par ultra-colloïdation » pour « redonner tonus et élasticité à ses molécules » et lui rendre « sa vigueur de jeune eau de source ». Quel programme !

Eau en bouteille

Une solution simple, mais peu écoresponsable, je le sais, consiste à opter pour de l'eau en bouteille, eau de source ou eau minérale. En Europe, l'utilisation de ces deux appellations est strictement règlementée. Dans les deux cas, il s'agit d'eaux provenant de nappes d'eaux souterraines non polluées, profondes ou protégées des rejets dus aux activités humaines, mises en bouteilles directement sur la zone d'émergence sans jamais entrer en contact avec l'air ambiant. Les seuls traitements autorisés sont l'aération, la décantation et la filtration pour éliminer certains éléments instables tels que gaz, fer et manganèse. D'où le scandale survenu lorsqu'on a appris début 2024 que deux des plus gros producteurs d'eau minérale avaient eu recours à des traitements ultraviolets et à un filtrage au charbon. Les eaux naturellement gazeuses, qui contiennent du gaz carbonique dissous, peuvent, elles, être regazéifiées avant d'être embouteillées.

Une eau de source est simplement une eau naturellement propre à la consommation humaine. Il en existe une centaine en France. Une eau minérale est une eau de source qui possède une teneur en minéraux et en oligo-éléments susceptible de lui conférer des vertus thérapeutiques reconnues par l'Académie nationale de médecine. Pour cette raison, la composition des eaux minérales est nécessairement stable dans le temps. À l'inverse des simples eaux de source, plutôt commercialisées localement, les eaux minérales sont expédiées aux quatre coins de l'Hexagone, voire de la planète. La France en compte plus d'un millier.

Attention : si toutes les eaux de source se prêtent à un usage quotidien, ce n'est pas le cas de certaines eaux très minéralisées. Méfiez-vous aussi des eaux minérales gazeuses, qui contiennent parfois près de 2 grammes de sodium par litre.

Avec un tel patrimoine, comment s'étonner que la France reste le deuxième consommateur mondial d'eaux minérales en bouteilles après l'Italie (autre pays riche en sources bourrées de vertus appréciées depuis l'époque romaine). Le problème ne vient pas de ces eaux elles-mêmes, mais de leur conditionnement en bouteilles de plastique fort polluantes et de l'empreinte carbone liée à leur transport – l'eau, même embouteillée sous plastique, ça pèse lourd ! Or si les fabricants ont accompli des efforts méritoires pour verdir leurs emballages en les fabricant à partir de plastique recyclé et/ou en recourant à des plastiques qui se recyclent mieux, cela n'améliore guère sur le fond l'empreinte carbone du secteur. Et comme la solution qui consiste à revenir aux bouteilles en verre, même consignées, alourdirait mécaniquement l'émission de gaz à effet de serre liée à leur transport – sans même parler de son effet sur les malheureuses lombaires des acheteurs ! – on voit mal comment échapper à un radical changement de comportement.

Les eaux minérales bientôt un produit de luxe ? C'est le pari fait par un entreprenant quadragénaire londonien qui a lancé le premier bar à eaux de la capitale britannique, baptisé Fine Liquids. Il y sert des eaux minérales ou de source du monde entier pour certaines facturées 120 livres la bouteille (environ 140 euros) ! Le « sommelier » de l'enseigne, qui assure que chaque « cru » possède sa saveur spécifique, propose aussi des dégustations. Pas de plastique dans ce pub pas comme les autres du quartier de Fulham : on utilise exclusivement du verre afin de préserver les qualités organoleptiques des breuvages.

D'accord, d'accord, je vais passer aux gourdes réutilisables ! La ménagère en moi aurait cependant une requête… Fabriquez-nous des gourdes passant au lave-vaisselle, que diable ! Sinon, en un rien de temps, on nous accusera de détruire l'environnement avec les écouvillons à biberons indispensables pour éviter que nos bouteilles réutilisables ne se transforment en nids à bactéries.

Du moins ferons-nous des économies : l'eau du robinet revient en moyenne à 0,003 euros le litre (moins de 2 euros par personne et par an pour une consommation quotidienne de 1,5 litre). La version filtrée reste très raisonnable, à environ 0,04 euros par litre contre 0,20 euros pour l'eau de source, et environ 0,45 euros pour l'eau minérale, sans compter la mauvaise conscience d'alimenter la pollution par les plastiques.

Une ressource en péril ?

L'eau, ce n'est pas seulement un breuvage. Au-delà de nos chères petites bouteilles, l'eau recouvre 72 % de la surface du globe terrestre, ce qui lui vaut son surnom de Planète bleue. Répartie sous forme liquide (océans, lacs, cours d'eau, sources et nappes phréatiques), sous forme solide dans les glaciers et sous sa forme gazeuse dans l'atmosphère (vapeur d'eau et nuages), elle circule entre ces milieux en un cycle perpétuel d'évaporation et de précipitations. Il semble, en outre, que les couches profondes de la Terre contiennent entre 1,5 et 11 fois plus d'eau que les océans[1]. Cette eau dissoute dans divers minéraux pourrait même s'inscrire dans un grand « cycle de l'eau » à l'échelle de la planète. « Que d'eau, que d'eau ! », comme aurait dit le maréchal de Mac-Mahon.

Économiser l'or bleu

Un Français consomme en moyenne 150 litres d'eau par jour, soit environ 54 mètres cubes par an, c'est-à-dire 54 000 litres (dont 93 % pour l'hygiène et le nettoyage et 7 % pour l'alimentation)[2] ! Certes, c'est beaucoup moins qu'un Américain ou un Japonais, qui en utilisent respectivement 450 litres et 320, mais ça paraît colossal au regard de la consommation d'un Africain (15 à 20 litres) – qui équivaut à celle de nos ancêtres de la fin du XVIIIe siècle –, sans même parler du milliard de terriens qui n'ont pas accès à l'eau potable, ni des 7 millions (dont au moins 2 millions d'enfants de moins de cinq ans) qui meurent chaque année de maladies liées à l'eau.

---

1. Melissa Davey, « Earth May Have Underground "Ocean" Three Times That on Surface », *The Guardian*, 12 juin 2014.
2. Centre d'information sur l'eau, www.cieau.com.

La consommation mondiale d'eau atteint chaque année environ 4,3 milliards de mètres cubes, soit plus de 136 500 litres par seconde[1]. Quelque 70 % du total est utilisé par l'agriculture, 20 % par l'industrie et seulement 10 % pour les besoins domestiques. D'après les travaux de la 5e Conférence des Nations unies pour les pays les moins avancés (PMA), qui s'est tenue à Doha, au Qatar, en mars 2023, la demande en eau devrait dépasser l'offre de 40 % d'ici à la fin de cette décennie. Or, neuf pays se partagent 60 % des réserves d'eau mondiales. C'est dire qu'on parle d'une ressource réellement précieuse qu'il importe de gérer correctement à l'échelle mondial si l'on ne veut pas voir surgir des « guerres de l'eau »…

La sécheresse de l'été 2023 a montré que même les régions épargnées, comme l'Europe occidentale doivent cesser de considérer l'eau comme une ressource disponible à volonté. Saviez-vous qu'un robinet qui goutte gaspille 4 litres par heure soit 35 mètres cubes par an, et une chasse d'eau qui fuit, 25 litres par heure et 220 mètres cubes par an ?

SatSure : pour une gestion digitale de l'irrigation

Les nouvelles technologies préparent les outils de demain pour gérer au mieux cette précieuse ressource. La société indienne SatSure offre aux agriculteurs modestes une application qui, en croisant imagerie spatiale, données météo et informations fournies par des capteurs posés sur le sol, leur permet de calibrer au plus juste l'irrigation de leurs cultures à l'aide d'un simple smartphone. Une piste intéressante pour des économies d'eau à grande échelle.

1. Source : FAO.

Polluer moins

L'activité humaine perturbe le cycle de l'eau d'abord du fait de l'urbanisation et de la déforestation, qui entravent son absorption par les sols et donc la régénération des nappes souterraines. Et puis, notre industrie et notre agriculture polluent les sols et les eaux. Nous, l'espèce humaine, avons réussi à créer un « sixième continent » de plastique, grand comme six fois la France et épais de 30 mètres, qui flotte dans l'océan Pacifique. Il représente plus de 10 000 tonnes de plastique…

La pollution des cours d'eau par les antimicrobiens relâchés par l'agriculture conventionnelle et l'industrie pharmaceutique entraîne un risque bien réel pour l'eau potable, souvent puisée dans les rivières, avec le développement potentiel, voire la multiplication de bactéries multirésistantes. Jonathan Cox, de l'université d'Aston (Royaume-Uni) évoque à ce sujet une « pandémie silencieuse[1] ».

---

1. Voir www.caminteresse.fr/sante/les-superbacteries-se-multiplient-a-cause-de-la-pollution-sinquiete-lonu-11187454/.

7

Manger bio, c'est bien, vivre bio c'est encore mieux !

Pourquoi se contenter de manger bio quand on peut adopter le credo bio dans tous les aspects ou presque de son quotidien, je vous le demande ? Si cela vous évoque irrésistiblement le retour à la terre et les élevages de chèvres du Larzac, à la belle époque des babas cool, bravo : vous êtes, tout comme moi, vintage ! J'invite les plus jeunes à interroger leurs parents ou grands-parents, à se reporter aux archives de l'époque, ou à visionner le film de l'équipe du Splendid ! Vivre bio passe aussi par laisser ce souci de retour à davantage de nature entrer dans son quotidien au-delà de son assiette, notamment dans ses produits ménagers et dans sa salle de bains. Mais que penser de ces nouveaux détergents et cosmétiques bio ?

Produits d'entretien bio : c'est plus sain

Incontestablement, les produits d'entretien courant regorgent en général de substances chimiques. Il suffit de regarder la composition de son détergent pour le linge pour s'en convaincre. Même s'il vous promet une « bonne odeur de lavande » ou un parfum « frais », vous ne trouverez pas trace d'ingrédients naturels. En fait, sauf à en connaître un rayon, vous n'aurez pas la moindre idée de la nature exacte des ingrédients. De là à penser qu'ils sont forcément nocifs pour la santé humaine et pour l'environnement, il n'y a qu'un pas que les adeptes du bio n'hésitent pas à franchir. Comprenons-nous bien, je ne remets pas en cause la véracité des mentions « garder hors de portée des enfants » ou « toxique en cas d'ingestion ». C'est une évidence. Je dis juste que cela ne signifie pas qu'il faille les bannir absolument.

Fabriqué maison

Si l'on écoute les recommandations du lobby bio, on peut tout faire dans la maison avec la trilogie vinaigre blanc, bicarbonate de soude et savon – noir pour les sols et la vaisselle, de Marseille pour l'hygiène corporelle. Je passe sur le fait que cela fournit une excuse à certains fabricants malins pour commercialiser le bon vieux vinaigre d'alcool et le bicarbonate de soude quatre fois plus cher – mais, il est vrai, avec un charmant emballage « à l'ancienne ».

Une simple bouteille de vinaigre suffirait pour remplacer la plupart de nos produits d'entretien : détartrant pour les sanitaires, la cafetière ou le fer à repasser, produit pour les vitres, adoucissant pour le linge... Il désinfectera toutes vos surfaces, du plan de travail et des parois du réfrigérateur à la lunette des toilettes. Si vous avez besoin d'un produit plus décapant, ajoutez un peu de bicarbonate de soude. Facile et incontestablement économique. Et si vous n'aimez pas l'odeur du vinaigre, faites macérer des écorces d'agrumes dans votre bouteille. M'est avis qu'il restera un bon vieux relent de vinaigre. Mais peut-être s'y habitue-t-on, à force... Là n'est pas la question.

À ce stade de la discussion, on ajoute, en général, que nos aïeules se sont contentées de ces produits pendant des siècles. Mes chéris, pourquoi, je vous le demande, même les habitantes des fermes les plus reculées ont-elles troqué ces panacées ancestrales contre les nouveaux élixirs qu'on leur proposait ? Pour les mêmes raisons qu'elles ont accueilli avec joie les vaccins, antibiotiques et autres médicaments modernes avant lesquels la moitié de leur progéniture n'atteignait pas l'âge adulte, sans doute ! Bien sûr qu'on peut nettoyer avec du vinaigre et du bicarbonate de soude, mais il faut frotter et rincer abondamment.

D'accord, si un enfant avale une gorgée de vinaigre, il en sera quitte, au pire, pour quelques aigreurs d'estomac, mais cela ne signifie pas que le vinaigre est inoffensif. Regardez plutôt vos ongles si vous nettoyez les carreaux à l'eau vinaigrée sans mettre de gants… L'acide du vinaigre attaque aussi les surfaces en pierre naturelle (marbre, granit, travertin…), ainsi que l'émail des baignoires anciennes, les joints en caoutchouc et les élastiques des vêtements. Les ongles repoussent et les joints se changent, mais une fois que l'acide du vinaigre aura décapé le plan de travail en marbre veiné de votre cuisine, rien ne pourra lui rendre son poli d'antan.

Voilà pour l'entretien des surfaces et des sols lavables. Pour les meubles et parquets, rien ne vaut la bonne vieille cire naturelle avec un peu d'huile de coude, je suis d'accord. Mais pour la lessive, on fait comment ? Parce que, jusqu'à l'apparition des lave-linge et détergents modernes, la seule parade en cas de tache persistante, c'était de laisser tremper le linge et/ou de le plonger dans une lessiveuse et de le faire bouillir avec du savon additionné de cendre (pour l'apport en soude). Nous lavons l'essentiel de notre linge à 30 ou 40 degrés. D'ailleurs, la plupart des vêtements actuels ne résistent pas aux chaleurs plus élevées. Mais à ces températures, le savon, même additionné de percarbonate de soude – ne parlons même pas du savon seul – ne suffit pas. Quand bien même ils supporteraient un passage à 60 ou 90 degrés, laver plus chaud consomme davantage d'électricité, donc accroît la production de gaz à effet de serre. Un paradoxe de plus pour le bio.

J'ajoute que les recettes qui pullulent sur Internet pour confectionner soi-même ses produits d'entretien, sa lessive et son détergent pour le lave-vaisselle comportent en général des huiles essentielles – pour masquer le parfum vinaigré ? Mais leur origine végétale ne fait pas de ces huiles des substances inoffensives : dès 2016, le centre antipoison de Lille a mis les consommateurs en garde, en raison d'une augmentation inquiétante de poussées mammaires chez les jeunes garçons, contre l'abus d'huile essentielle de lavande ou d'arbre à thé, considérées comme de « potentiels perturbateurs endocriniens ». Naturel et « bon pour la santé » ne sont pas synonymes.

Même sans huiles essentielles, le tout-bio à la maison est-il toujours une bonne idée ? Quand les termites ou les capricornes envahissent votre charpente, ou que votre toutou a infesté le salon de puces, on les laisse vivre leur vie en mode bio ?

Les labels éco ou bio

Pour celles qui veulent davantage de bio sans sortir leur chaudron de sorcière pour concocter leurs propres produits d'entretien, un certain nombre de labels permettent d'identifier les candidats les plus respectueux de l'environnement et/ou bio, sachant que, tout comme l'eau, les ingrédients qui ne sont pas issus de la production agricole, par exemple le bicarbonate de soude, ne peuvent bénéficier du label bio.

L'Écolabel européen et son équivalent français NF environnement identifient les produits les plus respectueux de l'environnement tout au long de leur cycle de vie (à distinguer de l'Eurofeuille, réservée aux produits agricoles).

Le label Nature & Progrès, déjà évoqué, garantit des produits aussi bio que possible notamment avec le recours à des substances d'origine naturelle de sources végétales issues de l'agriculture biologique, animales (cire d'abeille) ou minérales, des procédés de fabrication respectueux de l'environnement, une biodégradabilité maximale et des emballages recyclables. Il interdit en outre les OGM, l'huile de palme hors filière équitable, ainsi que les produits chimiques de synthèse ou issus de la pétrochimie.

Nordic Swan, label scandinave, est le seul qui garantisse une performance similaire de ses produits d'entretien à leurs équivalents classiques, ainsi que l'efficacité des lessives à basse température. De ce fait, il se révèle moins strict sur les ingrédients, se contentant de bannir les plus nocifs ainsi que les substances CMR (cancérigènes, mutagènes, reprotoxiques) et celles soupçonnées d'être des perturbateurs endocriniens, et de limiter les autres.

Ecocert, le label de l'organisme certificateur indépendant du même nom, propose aux producteurs de matières premières, aux fabricants et aux marques de produits de nettoyage de garantir l'origine naturelle ou bio de leurs produits. Le label Ecodétergent indique que 95 % des ingrédients sont d'origine naturelle, les 5 % restants ne pouvant contenir que les ingrédients de synthèse autorisés, rassemblés dans une liste restrictive. Dans le cas du label « Ecodétergent à base d'ingrédients biologiques », les 95 % minimum d'ingrédients d'origine naturelle doivent en outre contenir au moins 10 % d'ingrédients d'origine biologique.

Avec le label belge Ecogarantie, les ingrédients végétaux sont obligatoirement issus de l'agriculture biologique (sauf dérogation pour cause de qualité, quantité ou viabilité économique), les ingrédients minéraux non modifiés et non polluants. Pas d'OGM, d'ingrédients pétrochimiques, de silicones, de dérivés du phosphore, de produits CMR, toxiques ou dangereux pour l'environnement, des molécules facilement biodégradables, des emballages recyclables, compostables ou réutilisables. Il autorise cependant quelques ingrédients et procédés de fabrication qui ne peuvent être substitués par des alternatives écologiques.

Air Intérieur Contrôlé, lui, s'intéresse avant tout à l'air que nous respirons. Il désigne des produits émettant moins de polluants dans l'air intérieur.

Bio et beauté : meilleur pour ma peau

En toute logique, si l'on mange bio et nettoie bio, on ne va pas gâcher ces efforts en mettant n'importe quoi sur sa peau et sur celle de sa famille... D'après une étude BirchBox de 2019, neuf Françaises sur dix s'intéressent à la beauté « verte », c'est-à-dire au caractère bio, végan et respectueux de la planète en général, affiché par une marque. La moitié des consommateurs hexagonaux utilisent au moins occasionnellement des cosmétiques bio (étude Cosmébio de 2020).

Clean, *végan, bio : la chimie ne passera pas par ma peau*

Et nos amies les stars, qui l'ont aussitôt compris, de s'engouffrer dans la brèche pour proposer leurs élixirs naturels, végans ou *clean*. Curieusement, Gwyneth Paltrow et ses consœurs insistent davantage sur l'excellence et la pureté de leurs ingrédients, ainsi que sur l'absence de vilains additifs (phtalates, parabènes, silicones, etc.) présents dans les préparations classiques que sur le caractère bio du produit. D'après la Fédération des entreprises de la beauté, les produits de beauté bio conservent en effet une image plutôt bas de gamme.

Un reproche qu'on ne peut pas faire aux nouvelles marques du secteur qui surfent sur la mode du bio, comme Tata Harper ou Holidermie, eu égard aux tarifs qu'elles pratiquent. Jetez un coup d'œil à la section « Clean Beauty » du magasin de luxe en ligne Net-a-Porter, vous m'en direz des nouvelles... Quand on aime sa peau, on ne compte pas. Après avoir fait le tour des traitements aussi naturels que farfelus recommandés sur Goop, le site de Miss Paltrow, on est mûr pour le Graal du bio, les Centres de remise en forme Lanserhof, en Allemagne, où les privilégiés dépensent une petite fortune pour aller jeûner et se faire enrober de foin bio aux vertus détoxifiantes. Les budgets plus serrés se reporteront sur les produits Yves Rocher, marque engagée de longue date dans la phytocosmétique, et Weleda, pionnière de la cosmétique naturelle depuis 1924.

En vérité, pas plus que les produits d'entretien, ceux dont vous usez sous votre douche ou devant votre miroir ne peuvent bénéficier du label AB. D'où une surenchère de qualificatifs évocateurs de pureté et de codes couleurs aux connotations campagnardes ou virginales. Car la grande invention de ces dernières années s'appelle la « *clean beauty* », un concept de beauté saine et propre qui domine les tendances en Europe comme aux États-Unis et en Asie (près de 6 millions de publications sur Instagram et un milliard de vues sur TikTok). Mais de quoi s'agit-il au juste ? Toute la beauté du concept réside dans le fait que, pour l'instant, il n'obéit à aucune définition claire et n'est encadré par aucune réglementation. Les *clean cosmetics* cherchent à se montrer moins polluants, mais en l'état actuel des normes, cela peut très bien rester au stade de l'intention ou passer par l'élimination d'un ou deux ingrédients chimiques.

Les normes européennes en matière de cosmétiques étant beaucoup plus strictes que celles en vigueur aux États-Unis, par exemple, ne vous laissez pas abuser par les arguments de marques internationales, vantant l'absence de tel ou tel ingrédient controversé dans leurs formules : il est fort probable qu'il soit de toute façon déjà banni de nos rivages. Il pourra aussi arriver qu'une marque américaine se réclamant de la *clean beauty* demeure bien en deçà des normes européennes.

Cruelty free

Voilà un exemple emblématique d'allégation qui ne coûte rien et qui peut rapporter gros en termes d'image. Sachez-le une fois pour toutes : les tests sur les animaux sont interdits pour les produits de beauté en France et dans l'Union européenne depuis 2004 et depuis 2013 pour les ingrédients cosmétiques. La mention « non testé sur les animaux » sur un produit fabriqué en France ou en Europe ne signifie donc rien du tout. C'est juste un argument marketing non dépourvu d'intérêt si l'on considère qu'une étude récente indique que 73 % des Français (et 82 % des 25-34 ans) croient que ces tests se pratiquent encore…

Le greenwashing serait-il passé par là ? Tous les principaux groupes du secteur de la beauté ont créé une marque à connotation « verte » avec signalétique ad hoc. Au consommateur donc d'ouvrir l'œil pour ne pas se laisser berner !

Désolée de détromper celles qui penseraient par exemple que les plantes incluses dans la formule ont été récoltées en pleine nature ou proviennent d'un champ bio. La Terre ne compte pas assez de surfaces agricoles pour abriter les cultures destinées à l'industrie cosmétique sans supprimer des cultures vivrières ou aggraver la déforestation. La solution passe par le clonage de la plante ! La reproduire lui conserve son label bio, mais est-on vraiment encore dans la démarche « naturelle » qui sous-tend le bio ?

Cosméto maison : la solution ?

Évidemment, fabriquer soi-même ses produits offre les meilleures garanties quant à leurs ingrédients. S'agissant de la qualité, en revanche, les choses sont moins simples. Comme beaucoup de femmes de ma génération, j'ai eu ma période « produits naturels » bio avant l'heure. Ma famille évoque encore, hilare, « l'époque où tu bouchais la baignoire »… Je me lavais les cheveux avec un mélange de ghassoul (argile marocaine) et de henné neutre dilué dans une décoction de camomille censée leur donner des reflets dorés. Je tartinais ma peau d'adolescente d'argile, me lotionnais à l'eau de concombre et versais des infusions apaisantes dans mon bain du soir… Laissez-moi vous dire que tous ces préparatifs prennent un temps fou : parfait pour occuper des après-midi de lycéenne en un temps où ni les réseaux sociaux ni Netflix n'existaient encore ; beaucoup moins adapté à un quotidien d'adulte ! Car le fait maison, c'est comme la salade, il faut le préparer à la dernière minute car, sauf à de rares exceptions près, cela se conserve très mal.

Concrètement, on se démaquille à l'huile de jojoba ou d'amande douce, pour dissoudre les fards, on essuie le surplus avec un linge doux – pas de cotons jetables, malheureuse ! – et on termine par une eau florale en guise de tonique. Procédez méticuleusement car si vous laissez de l'huile, vous vous réveillerez avec les yeux tout bouffis. Vous remarquerez que les eaux florales du commerce, aussi appelées hydrolats, sont conditionnées dans des flacons de verre opaque. Obtenues par distillation à la vapeur d'eau, elles ne contiennent en effet aucun conservateur, ce qui oblige à les garder à l'abri de l'air et de la lumière, et au réfrigérateur. Pour les crèmes hydratantes, il existe mille et une recettes adaptées à votre type de peau… mais aucune qui se conservera bien longtemps sans rancir en l'absence de conservateurs… Certains recommandent d'utiliser tout simplement de l'huile de chanvre pour se masser le visage. Comme, à l'inverse de l'huile de jojoba, qui est très stable, l'huile de chanvre regorge d'oméga-3, ce qui la rend très prompte à rancir, achetez-la en petit contenant et conservez-la au réfrigérateur. Du moins pourrez-vous l'utiliser pour assaisonner vos crudités si votre épiderme n'apprécie pas le traitement… Quand je pense qu'une de mes grands-tantes m'avait raconté que, dans sa jeunesse, elle se démaquillait avec du beurre et de l'eau de rose… Curieusement, quand je l'ai connue, elle avait changé ses habitudes pour se fournir dans les parfumeries.

Les plus motivées concocteront des recettes plus raffinées additionnées d'aloe vera ou d'huiles essentielles, mais si certaines de ces dernières possèdent une action bactéricide, la meilleure hygiène et la meilleure volonté du monde n'empêcheront pas vos préparations huileuses de rancir et leurs cousines aqueuses de virer au bouillon de culture. Flash info : ce n'est pas uniquement par appât du gain que les fabricants utilisent des ingrédients artificiels. À l'origine, cela a surtout permis d'obtenir des élixirs stables et de lancer la première crème de beauté, la célèbre crème Nivea, en 1911. Et cela offrait une sécurité sanitaire inconnue dans les formules d'antan (hormis celles qui contenaient des conservateurs naturels comme le vinaigre ou l'alcool).

Sans vous faire de cours de chimie, une crème de beauté se prépare en émulsifiant, comme pour faire une mayonnaise, une phase aqueuse (eau thermale, hydrolat, etc.) et une phase grasse (huile ou beurre végétal). Mais dans une mayonnaise, les œufs et la moutarde stabilisent la mixture. Pour que la crème « tienne », il faut impérativement ajouter un émulsifiant naturel (en général à base d'huile de coco, d'olive ou de palme) et un conservateur (synthétique mais autorisé en bio)... Seuls ont été exemptés de cette dernière contrainte les produits conditionnés en flacon-pompe à l'abri de l'air – impraticable pour le *home-made* – et les produits solides. Sans eau, pas de risque de contamination bactérienne. C'est pour cela que la plupart des produits bio vendus dans le commerce avouent « 1 % d'ingrédients chimiques pour la stabilité ». À vous de décider si vous voulez tenter l'expérience, sachant que vous risquez de vous apercevoir que votre peau n'apprécie pas vos efforts et regrette visiblement sa bonne vieille crème en pot.

Si c'est bio, c'est bon pour la peau

Comme toujours, le caractère naturel, d'origine végétale ou bio d'un produit n'implique ni qu'il est inoffensif ni qu'il ne renferme aucun allergène. Ni d'ailleurs qu'il présente le moindre intérêt cosmétique. Je pense à la bave d'escargot bio, vantée comme antirides sans aucune étude sérieuse à l'appui…

Si la nature même d'un ingrédient synthétique, fabriqué selon une formule établie, garantit sa stabilité, la composition d'une substance active naturelle peut varier considérablement d'une récolte à l'autre. Cela signifie qu'un pourcentage d'ingrédients naturels dans un produit n'offre aucune garantie d'innocuité. Les peaux réactives ayant tendance, comme leur nom l'indique, à réagir violemment à tout ce qu'on applique sur elles, même les molécules végétales, ne commettez pas l'erreur de penser qu'un produit naturel ne déclenchera forcément aucune rougeur.

À l'inverse des ingrédients naturels, les hydratants issus de la pétrochimie possèdent l'avantage de rester à la surface de la peau et d'être inertes, ce qui les rend extrêmement bien tolérés. Ils ne risquent pas non plus de dénaturer les autres ingrédients de la formule. D'où des risques d'allergie si minimes qu'on les retrouve dans les formules destinées aux nourrissons et aux peaux atopiques. Les adeptes du recyclage apprécieront le fait qu'il s'agit de déchets de l'industrie pétrolière qui auraient été produits de toute façon… Cela dit, leur biodégradabilité sujette à caution justifie qu'on évite d'en abuser.

Les déodorants naturels illustrent bien l'absence de corrélation entre innocuité pour l'environnement et haute tolérance cutanée. L'ingrédient actif de la plupart des déodorants bio n'est autre que ce bon vieux bicarbonate de soude, à première vue inoffensif. Seulement, son caractère légèrement abrasif, si utile quand on l'utilise pour récurer ses casseroles, le rend un brin agressif, tandis que son pH alcalin convient mal à la flore bactérienne cutanée. Beaucoup de ces déodorants contiennent aussi de l'alcool, desséchant à la longue. Bref, peaux sensibles s'abstenir. Les huiles essentielles, couramment utilisées en cosmétique naturelle possèdent, elles, un potentiel allergisant avéré.

Décoloration bio : un oxymore

Parlons un peu cheveux, à présent. Je veux bien tester un shampooing solide qui ne mousse pas – même si ça ne m'enchante pas, je l'avoue ! – mais je ne veux même pas entendre parler de vieillir avec grâce et de l'injonction d'aimer ses cheveux blancs. En ce domaine, chacune fait selon son choix et nul ne me dictera la couleur de ma crinière. Sauf peut-être en mode bio parce que là, il faut bien admettre que le choix est plus restreint. Il faut dire les choses comme elles sont : les colorations à base de plantes (henné, café, thé, cassia, indigo, curcuma...) utilisées en bio sont moins efficaces que leurs cousines chimiques. Comptez un temps de pose multiplié par deux pour les premières et une tenue nettement plus aléatoire (quatre à six semaines maxi). N'espérerez pas non plus foncer de plus d'un ton ni couvrir efficacement plus de 50 % de cheveux blancs. Quant à éclaircir vos mèches, oubliez : il n'existe aucun produit estampillé bio qui le permette... Sauf à reprendre la technique de nos ancêtres vénitiennes qui mouillaient inlassablement leurs cheveux d'eau de mer avant de les sécher au soleil pour les décolorer : peu praticable sous nos climats et quelque peu chronophage ! Quant à la bonne vieille technique gauloise du shampooing au lait de chaux, elle me paraît un brin agressive...

Cosmétiques bio et naturels : les labels

En cosmétique comme dans les autres domaines du bio, des labels permettent de se repérer et de savoir ce que l'on achète.

Aux termes du règlement n° 834/2007 relatif à l'agriculture biologique, pour qu'un produit s'affirme bio, les ingrédients et matières premières qui le composent doivent avoir été certifiés bio par un organisme de contrôle agréé ou par un organisme reconnu au sein de l'Union européenne, ou importés depuis un pays dont la certification biologique a été reconnue comme équivalente à celle en vigueur en Europe.

Quand 100 % des ingrédients ou matières premières sont bio, le produit dans son ensemble pourra se proclamer bio. Dans le cas contraire, il devra indiquer le taux global d'ingrédients bio et/ou spécifier lesquels le sont. De ce fait, plus un produit contient d'eau – c'est le cas des lotions, eaux, etc. – moins il sera bio en pourcentage puisque, par définition, l'eau ne peut bénéficier de l'allégation bio. Le nombre relativement bas d'ingrédients bio qui figure sur l'étiquetage ne signifie pas que la composition en ingrédients biologiques n'a pas été optimisée.

S'agissant des produits « naturels », ils doivent, pour pouvoir faire figurer sur leur emballage la mention « naturel » ou « d'origine naturelle », contenir au moins 95 % de matières premières ou d'ingrédients naturels, c'est-à-dire non transformés, sauf par des actions mécaniques traditionnelles, notamment d'extraction de l'ingrédient ou « d'origine naturelle » (matières premières naturelles ayant pu subir des transformations chimiques de faible ampleur et en nombre limité, énumérée dans une liste restrictive). S'ils en renferment moins de 95 %, le pourcentage d'ingrédients naturels ou d'origine naturelle doit être indiqué, ou l'allégation relative à la naturalité ou l'origine naturelle ne figurer qu'à côté du ou des ingrédients concernés.

Pour simplifier le quotidien des consommateurs, il existe également des labels destinés aux produits cosmétiques qui proposent une certification bio ou naturelle du produit fini au regard d'un cahier des charges. Cette seconde certification, qui n'est pas obligatoire, implique une certification préalable des ingrédients. L'association française de la cosmétique bio, Cosmébio, propose ainsi les labels Cosmos Natural, pour les produits atteignant environ 95 % maximum d'ingrédients d'origine naturelle, et Cosmos Organic pour ceux dont 95 % minimum des ingrédients susceptibles d'être bio le sont effectivement, avec un minimum de 20 % d'ingrédients bio sur le total du produit. Les labels Cosmos garantissent notamment l'absence d'ingrédients pétrochimiques (hors conservateurs autorisés), d'OGM, ainsi que de parfums et colorants de synthèse. À noter : la législation interdit les allégations trop vagues comme « hypoallergénique » ou « biodégradable », ainsi que le dénigrement d'ingrédients autorisés en cosmétique classique, par exemple la mention « sans paraben ».

Pour y voir plus clair, les applications QuelCosmetic de l'UFC-Que Choisir (petite sœur de l'application QuelProduit évoquée plus haut), Yuka, INCI Beauty et Clean Beauty permettent de décrypter les formules. La plate-forme Beautylitic, destinée aux détaillants et aux marques, vise à favoriser l'élimination ou le boycott d'ingrédients controversés, en particulier des perturbateurs endocriniens.

Filtres solaires : un vrai danger pour la biodiversité

Tout ce qui s'écoule par la plomberie file inexorablement vers la mer, avec la possibilité d'y déverser des substances nocives pour la faune et la flore. Le problème se pose en particulier pour les filtres solaires que l'on porte à la plage pour se protéger des rayons UV et par conséquent pour nager et faire de la plongée sous-marine. Chaque année, 14 000 tonnes d'écran solaire se dissolvent ainsi dans les océans, or parmi les ingrédients les plus couramment utilisés pour protéger la peau figurent deux substances chimiques, l'oxybenzone et l'octinoxate, mortelles pour les récifs coralliens. Au-delà de la stricte notion de bio, on touche du doigt les méfaits de l'activité humaine sur l'environnement. Le Costa Rica et l'État américain d'Hawaï, ainsi que la ville de Key West (Floride) ont d'ailleurs interdit la vente d'oxybenzone sur leurs rivages. La solution consiste à opter pour des filtres minéraux à base de dioxyde de titane ou d'oxyde de zinc qui restent à la surface de la peau et ne contiennent pas de nanoparticules, lesquelles peuvent être ingérées par les coraux et les intoxiquer. Normalement, c'est précisé sur l'emballage. En l'absence de label européen prenant cet aspect en compte, vous pouvez vous référer aux mentions « *reef-safe* » ou « *reef-friendly* », tout en sachant qu'il ne s'agit pas de labels officiels règlementés, ou opter pour le seul produit garanti sans impact sur l'environnement marin, le Sôvée ecocompatible sunscreen de la marque Aethic (disponible en ligne). Les deux seuls inconvénients de ces produits : ils s'étalent moins bien et peuvent laisser des traces blanchâtres…

Un packaging problématique

Quand on achète un produit de marque ou un parfum, quel plaisir que d'admirer son élégant emballage puis de l'extraire délicatement de sa gangue protectrice et d'aligner de jolis pots et flacons dans sa salle de bains... Seulement, à cause de cela, l'industrie de la beauté a généré en 2017 la bagatelle de 142,6 milliards d'emballages, qu'il faut par la suite recycler. Rien qu'en France, il se vend en effet chaque année 450 millions de produits de soin et de maquillage et 45 millions de flacons de parfum. C'est aussi cela, la femme française !

Parmi les pistes pour limiter cette avalanche de déchets, il y a principalement celle qui passe par la limitation des suremballages et le recyclage. Certaines marques et enseignes proposent des flacons de parfum à remplir et des étuis rechargeables, d'autres collectent les emballages pour les recycler. Une autre solution consiste à recourir au plastique recyclé, plus léger que les conditionnements en verre dont le poids alourdit l'empreinte carbone de transport du produit, ou encore au plastique végétal fabriqué à partir de canne à sucre. Peu importe que les flacons recyclés soient un peu moins transparents que les autres. Concentrer davantage les produits permet de réduire les contenants mais ne convient pas à toutes les formules...

Restent les produits solides dont nous avons déjà évoqué les atouts sur le plan sanitaire... Je me rappelle encore ma joie quand sont apparus les savons liquides pour les mains qui ne finissaient pas en petits morceaux répugnants et nous libéraient de la corvée du nettoyage des porte-savons et de leurs alentours... Imaginez qu'en plus du savon pour les mains, il faille prévoir un porte-shampooing solide, un porte-dentifrice solide, un porte pain-démaquillant... Multipliez par le nombre de membres de la maisonnée et vous conviendrez que le maintien de tablettes de lavabo à peu près présentables risque de vite virer au cauchemar ! Quand le choix du bio implique des tâches ménagères supplémentaires, je ne suis plus d'accord du tout.

8

Le bio, c'est l'avenir de la planète

Avec bientôt 10 milliards d'humains à nourrir, le bio représente-t-il une piste crédible ? Ses défenseurs l'assurent. Plus important encore – car là on parle de l'avenir de nos enfants et futurs petits-enfants ! – est-il réellement meilleur pour la planète ? Va-t-il nous aider à éviter la catastrophe climatique qui s'annonce ?

Nourrir huit milliards de bouches

Huit milliards d'humains occupent actuellement la planète et l'accroissement de la population mondiale s'accélère : l'ONU prévoit 20 % de bouches supplémentaires à nourrir en 2050, principalement en Afrique, et un pic de 10,4 milliards d'habitants en 2080 avant l'ébauche d'un déclin progressif. Le Nigeria, la République démocratique du Congo, l'Égypte et la Tanzanie, par exemple, ont connu un essor démographique de 40 % au cours des dix dernières années seulement. L'enjeu réside bien sûr dans une production alimentaire suffisante pour éviter les famines, mais pas seulement : comment faire pour limiter les inégalités face à la nourriture ?

La FAO se veut rassurante sur le premier élément de cette équation : contrairement à ce qu'affirment les esprits chagrins, notre planète est actuellement en surproduction alimentaire et produit déjà presque assez de calories pour nourrir 10 milliards de terriens. Comment expliquer, alors, que plus de 800 millions de personnes souffrent encore de faim chronique (soit une hausse de 150 millions par rapport à 2019) et près de 2,3 milliards de personnes d'insécurité alimentaire? Réponse: un gaspillage colossal. Nous reviendrons sur ce point.

En attendant, même si l'agriculture est théoriquement capable de nourrir plus de congénères que notre planète n'en abrite, des gens meurent de faim chaque jour, tandis qu'une proportion encore plus importante subit la précarité alimentaire...

En l'état actuel des choses – autrement dit avec la répartition actuelle entre agriculture intensive, conventionnelle et bio –, la FAO estime qu'il faudra un peu plus de 1,7 milliard d'hectares de terres agricoles pour répondre à la hausse de la population mondiale à l'horizon 2050. Ce qui ne paraît pas insurmontable puisque cette surface avoisinait déjà 1,5 milliard en 2010. Un gros bémol tout de même: l'accroissement des besoins alimentaires sera évidemment disproportionné à l'échelle planétaire et plus important dans les régions les plus concernées par cet essor démographique, notamment en Afrique subsaharienne. Or cette zone affiche des rendements agricoles nettement en deçà de la moyenne. Ces prévisions rassurantes ne tiennent pas compte non plus des conséquences probables du changement climatique sur l'agriculture, encore difficiles à évaluer. Les sécheresses, les inondations ou la prolifération de certains parasites pourraient notamment sonner le glas de certaines cultures traditionnelles. Ainsi, selon un rapport du Fonds international de développement agricole (Fida) en date de 2021, en Angola, où le maïs constitue la culture et l'aliment de base des petits exploitants, la perte de production pourrait s'élever à 264 000 tonnes par an… Plus près de nous géographiquement, le Maroc, qui avait déjà enregistré en 2021 une baisse de 67 % de la récolte de blé par rapport à l'année précédente, il est vrai exceptionnelle, a dû importer 2 millions de tonnes de blé au quatrième trimestre 2023 pour pallier le déficit lié à l'insuffisante pluviométrie. Ces bouleversements se ressentent évidemment sur les prix et sur la stabilité politique des régions touchées, avec à la clé un risque d'émigration massive du Sud vers le Nord. On observe déjà dans de nombreux pays des « violences alimentaires ». Même dans de grandes nations agricoles comme le Brésil ou l'Argentine.

Tous ces pays vont devoir diversifier leurs productions et remplacer certaines cultures traditionnelles par d'autres plus résistantes à la sécheresse, moins gourmandes en eau ou dotées d'une période de végétation plus courte, comme le millet, le sorgho ou le manioc. Ce qui implique aussi d'apprendre à les transformer et à les intégrer aux habitudes alimentaires des populations. De tels changements prennent du temps, mais là, justement, le temps est compté. Quand on voit les pénuries entraînées en Europe occidentale par la guerre en Ukraine, on imagine le retentissement de mauvaises récoltes chroniques dans des régions déjà en tension alimentaire. Allez donc leur parler de bio, pour voir…

Le bio : un luxe de pays développés ?

Parce que je suis une femme simple, debout, qui travaille pour vivre et éduquer son fils. Parce que mes soucis sont ceux de tous les modestes mais dignes, éduqués, renseignés, qui lisent et apprennent sans relâche, parce que j'ai consacré ma vie à aider les femmes à se nourrir correctement, ainsi que leurs enfants, je n'ai aucun scrupule à dire que je ne veux pas du bio ni pour moi ni pour les autres s'il doit représenter le dernier acte d'une fracture déjà quasi irréconciliable entre le Nord et le Sud, entre les pays qui ont les moyens de jouer aux enfants bobos gâtés bio écolos néoruraux, et les pays où l'on se bat pour survivre et pour manger à sa faim. Depuis la fin de la Seconde Guerre mondiale et ce, pour la première fois dans l'histoire de l'humanité, une partie considérable de la planète jouit de la sécurité alimentaire. Dans nos régions, tout le monde ou presque est bien nourri – un pourcentage grandissant l'est même beaucoup trop si l'on en croit les chiffres alarmants de progression du surpoids et de l'obésité. Un luxe inimaginable pour les habitants des régions en développement. La plupart du temps, un équilibre ultra fragile évite les disettes, mais si on le brise, l'intégralité du bloc africain et une partie de l'Asie plongeront dans la famine, l'irréductible misère. Malheureusement, tout tend à prouver que nous sommes assez égotiques, égoïstes, égocentrés, des êtres à l'hubris si pathologique que nous sommes bien capables de sacrifier notre prospérité pour un ultime caprice et de bouffer bio en regardant mi-goguenards mi-cyniques l'autre moitié de la planète crever. Demandez le programme et distribuez le pop-corn bio !

La quête de bio est l'apanage de l'hémisphère Nord, des pays riches, développés… Et pour cause : dans les petites exploitations des régions en développement, on cultive bio par défaut, parce qu'on n'a pas les moyens de s'offrir les engrais et autres intrants agricoles qui permettraient d'améliorer sa production ! Et voilà qu'on parle de les maintenir dans leur bio. Est-ce un moyen détourné de les maintenir « à leur place (de pays pauvres) » ? Le modèle de développement environnementalement plus vertueux que nous leur proposons avec tant d'insistance ne risque-t-il pas de retarder leur progression ? En vérité, quand on manque de tout, on n'a que faire des préoccupations vertes dictées par les régions riches.

La lecture des débats de la 5e Conférence des Nations unies sur les pays les moins avancés (lesquels abritent 40 % des plus pauvres de nos congénères), qui s'est tenue à Doha du 5 au 9 mars 2023, souligne combien les préoccupations bio relèvent du détail pour des États qui cherchent encore à atteindre l'équilibre alimentaire et dans lesquels une personne sur trois vit dans l'extrême pauvreté.

Parlons un peu consommation : les ONG Global Footprint Network et WWF estiment qu'il faudrait actuellement 1,75 Terre pour subvenir de façon durable aux besoins de la population actuelle. Bien, mais si l'humanité dans son ensemble adoptait le modèle des États-Unis, il faudrait plus de 5 planètes, alors que si nous vivions tous comme les habitants de l'Inde, 0,8 planète suffirait. En somme, comme le souligne Jennifer Sciubba, chercheuse en résidence au centre de réflexion Wilson Center « notre impact sur la planète est déterminé bien plus par nos comportements que par notre nombre[1] ». De fait, près de sept décès sur dix liés aux catastrophes climatiques surviennent dans des pays qui produisent moins de 4 % des gaz à effet de serre mondiaux…

Autant dire que parler jachères et assolement dans des pays à forte densité de population dotés d'une démographie dynamique n'est pas seulement insultant ; c'est aussi un non-sens écologique.

---

1. Voir www.lepoint.fr/monde/8-milliards-d-humains-sur-une-planete-aux-ressources-pas-elastiques-07-11-2022-2496684_24.php.

L'exemple de l'huile de palme : emblématique

Je l'avoue : j'ai longtemps fait partie de la cohorte toujours prête à fustiger vertueusement cette culture productrice de corps gras utilisés dans les produits ultra-transformés et dont l'essor détruit l'habitat des pauvres orangs-outans. Jusqu'à une conversation avec un ingénieur nigérian installé en France, qui m'a expliqué sans prendre de gants que je ne savais absolument pas de quoi je parlais. Que j'ignorais tout du quotidien dans une région pauvre, peu propice aux cultures vivrières. Sous-entendu : avec tes gros sabots d'Occidentale nantie, tu oses te mêler de donner des leçons à des Africains qui peinent à joindre les deux bouts dans un pays où tu n'as jamais mis les pieds ? Moi qui me croyais éclairée, à l'écoute des autres cultures et modes de vie, j'ai reçu un choc salutaire, croyez-moi. Il m'a alors très gentiment exposé les réalités d'un village de son pays et les avantages du palmier à huile pour ceux qui le cultivent. En résumé, un palmier suffit pour tirer un village tout entier de la misère. L'atout principal de cette culture réside dans son rendement exceptionnel : un hectare d'éléis donne 5 tonnes d'huile de palme – à titre de comparaison, un hectare de colza produit une tonne d'huile et un hectare de soja seulement 400 kilos d'huile. Alors que la culture du palmier à huile n'occupe que 6 % des terres oléicoles, son huile représente 40 % de la production mondiale d'huile. Rien d'étonnant donc à ce que les surfaces qui lui sont consacrées ait été multipliées par neuf entre 1970 et 2020 pour atteindre quelque 28,7 millions d'hectares, à 85 % situés en Indonésie et en Malaisie, le reste se répartissant entre 42 autres pays, dont le pays d'origine de mon mentor. En 2021, l'industrie de l'huile de palme pesait 62,3 milliards de dollars, chiffre qui, selon les prévisions, devrait atteindre 75,5 milliards en 2028.

Bien entendu, la demande émane pour l'essentiel des pays du Nord qui utilisent l'huile de palme dans l'industrie agroalimentaire, mais aussi dans l'industrie cosmétique. Elle entre dans la composition de près de la moitié des produits vendus dans nos grandes surfaces : des plats industriels aux shampooings en passant par le dentifrice, le rouge à lèvres ou le déodorant. On estime même que chacun de nous en touche au moins une fois par jour !

Qu'importe au villageois africain, qui peut enfin considérer l'avenir sans angoisse, que sa composition nutritionnelle soit mauvaise pour nos artères (elle contient 41 % d'acides gras saturés), sa fabrication industrielle, ou même que sa culture sur brûlis pollue l'air et favorise un défrichage nocif pour la biodiversité ! À quoi bon respirer de l'air pur au cœur d'une nature inviolée quand on meurt de faim ? Il existe cependant aujourd'hui des huiles de palme issues d'exploitations bio et/ou durables (estampillées RSPO pour Roundtable on Sustainable Palm Oil), ce qui ne les rend pas meilleures pour la santé et n'améliore que marginalement leur empreinte carbone... mais après tout, nul ne nous oblige à acheter des plats cuisinés ou des pâtisseries qui en contiennent ! Et surtout, qui sommes-nous pour dire à des régions auxquelles elle a permis de sortir de la pauvreté d'abandonner sa culture ?

Coton bio : une aberration écologique

Bio ou non, le coton figure parmi les cultures les plus gourmandes en eau : comptez 3 000 litres pour en produire un seul kilo ! Il faut ensuite le blanchir et/ou le teindre, ce qui implique d'utiliser des produits chimiques. Autant dire que même 100 % bio, cette fibre n'est pas la meilleure option pour qui se préoccupe de l'avenir de la planète, sauf évidemment à choisir du coton recyclé. Optons plutôt pour des tissus en fibres de lin, de chanvre ou de bambou, plantes dont la culture exige moins d'eau et peu ou pas d'intrants – ce qui signifie qu'elles se prêtent idéalement à une culture en bio ! Le lin et le chanvre sont, en outre, à l'inverse du coton, des cultures locales : non seulement l'Europe occidentale est la première région productrice de fibre de lin, mais la Normandie produit 80 % du lin textile européen et 50 % du lin mondial[1] ! Dommage que les 9/10e de cette production soient ensuite expédiés en Chine pour y être filés et tissés…

L'autre solution, contre-intuitive a priori, consiste à privilégier des textiles issus de nouvelles technologies comme le Tencel (à base de pulpe de bois de forêts durables, cultivées sans irrigation artificielle ni pesticides et produites grâce à un solvant naturel, biodégradable et non toxique) ou la viscose éco-responsable…

Le changement climatique ne représente qu'un des problèmes, heureusement inconnus de nous, qui affectent les agriculteurs des pays en développement. Au Nigeria toujours, l'insécurité liée aux attaques djihadistes a incité les gros fermiers du nord du pays, la principale région agricole, à transférer leurs activités dans des pays limitrophes plus sûrs. Bilan : près de 300 exploitations abandonnées. Quant aux exploitants plus modestes,

1. CELC (Confédération européenne du lin et du chanvre, devenue en 2022 l'Alliance for European Flax-linen & Hemp ou Alliance du lin et du chanvre européens) et Cipalin (Comité interprofessionnel production agricole du lin).

ils ne peuvent souvent plus produire dans de bonnes conditions, voire plus du tout, ce qui se traduit par des pénuries et une hausse dramatique des prix alimentaires, sans commune mesure avec les poussées inflationnistes que nous pouvons vivre en Europe. Certaines familles en sont réduites à ne faire que deux repas par jour et les Nations unies estiment que près de 25 millions de Nigérians ont manqué de denrées de base comme le riz durant l'été 2023. Et il ne s'agit là que d'un exemple parmi d'autres.

Comment, dans un tel contexte, songer à leur suggérer des méthodes agricoles susceptible de diminuer, même pour un temps, leurs rendements ?

Produire davantage dans le respect des écosystèmes

Il est temps de revenir sur la question fondamentale du rendement de l'agriculture bio : est-elle ou peut-elle devenir assez productive pour représenter une solution d'avenir pour la planète ? Les avis diffèrent.

Le rendement du bio

D'après une étude réalisée par le CNRS, le Centre national de la recherche scientifique, et publiée dans *One Earth* le 18 juin 2021, une conversion intégrale au bio produirait suffisamment en 2050 pour nourrir l'Europe entière et lui permettre de continuer à exporter des céréales. On ne parle que de l'Europe…

La FAO, soutien historique de l'agriculture industrielle, ouvre la porte au bio dès 2007, lors de la Conférence internationale sur la sécurité alimentaire à Rome : « Une conversion planétaire à l'agriculture biologique, sans défrichement de zones sauvages à des fins agricoles et sans utilisation d'engrais azotés, déboucherait sur une offre de produits agricoles de l'ordre de 2650 à 4380 kilocalories par personne et par jour. » Nos besoins moyens étant estimés entre 2200 et 2500 kilocalories par personne et par jour, cela revient à adouber l'agriculture bio. Mais quand l'instance internationale affirme que, « en moyenne, le rendement des cultures biologiques est comparable à celui des cultures conventionnelles », elle parle des cultures bio qui existaient à cette date, lesquelles représentaient 0,7 % des terres agricoles… Un peu court. Pas de chiffres, en 2018, pour Braulio Ferreira de Souza Dias, président de la FAO, mais ce dithyrambe : « L'agroécologie offre de nombreux avantages dont une meilleure sécurité alimentaire et une meilleure résilience, est capable d'améliorer les moyens d'existence et de stimuler les économies locales, de diversifier la production et les régimes alimentaires, de promouvoir la santé et la nutrition, de protéger les ressources naturelles, la biodiversité et les fonctions écosystémiques. » Alors que le plus béotien des béotiens en matière agricole peut deviner qu'une production annuelle sans assistance de pesticides, d'engrais, d'herbicides et de fertilisants sera fatalement moins abondante, nous continuons à croire, à nous laisser bercer par les sirènes du bio. Ou jouons-nous le jeu de peur de passer pour de vieux baby-boomers complètement ringards ?

Pourtant toutes les études, même menées par des tenants du bio, admettent une baisse des rendements agricoles de l'ordre de 20 % par rapport aux méthodes conventionnelles. En France, pour le blé et les céréales, ce « manque à récolter » s'établit entre 30 et 40 % et il peut atteindre 60 % pour certaines cultures selon les régions. En 1950, avant l'introduction des méthodes de culture moderne, un agriculteur nourrissait

5 personnes ; aujourd'hui, ce chiffre s'établit autour de 25 à 30 personnes. Ce qui implique que le passage au bio conduit à utiliser davantage de terres. À noter parmi les arguments spécieux, pour ne pas dire cyniques, du lobby bio, cette perle d'humanité : dans les pays en développement qui ont de toute façon des rendements faibles, le passage au bio fera moins de différence. Quelle chance auront ces gens de mourir de faim en meilleure santé ! Ne parlons pas de ce qui se produirait avec l'accentuation du dérèglement climatique et/ou un afflux de ravageurs…

Le contre-exemple du Sri Lanka

En 2021, le gouvernement sri lankais a interdit tout usage de produits chimiques dans l'agriculture, faisant de son île le premier État intégralement converti au bio, sous les louanges de tous les bien-pensants de la planète. Bilan des courses : une production en baisse drastique, une inflation galopante et une population excédée au bord de l'insurrection. Avec un tiers des terres agricoles abandonnées, un prix des légumes multiplié par cinq, une productivité des bananiers en chute libre (7 à 8 kilos de fruits par branche contre 20 auparavant), le gouvernement a dû faire marche arrière au bout de six mois seulement, ce qui n'a d'ailleurs pas suffi à rétablir le calme. Si même sous un climat tropical fertile, cela ne fonctionne pas, on imagine ce que cela pourrait donner dans nos régions moins favorisées !

Qu'on le veuille ou non, à l'heure actuelle, 50 % de la production mondiale de nourriture repose sur l'utilisation de fertilisants. Comme la Russie est le premier producteur de potasse et de phosphates, ingrédients clés pour la fabrication d'engrais, l'invasion de l'Ukraine et les sanctions internationales consécutives se sont rapidement traduites par un accroissement des coûts de fabrication et un renchérissement des produits servant à amender les terres agricoles. Ce qui pourra conduire les agriculteurs à en utiliser moins, donc à devenir plus bio de gré ou de force. Mais cela pourrait entraîner une telle baisse de leurs rendements agricoles qu'il faudrait, à en croire certains experts – certainement pas acquis à la cause bio ! – accroître les terres agricoles de l'équivalent de la surface de l'Europe occidentale pour maintenir la production à son niveau antérieur et répondre à la demande mondiale. Faute de quoi l'envolée des prix alimentaires se poursuivra et le nombre de mal nourris se multipliera. Le Dr Peter Alexander, de l'école de géosciences de l'université d'Édimbourg, résume la situation en ces termes : « Cela pourrait sonner la fin d'une ère de nourriture bon marché. Et si tout un chacun ou presque en ressentira les conséquences sur ses emplettes, ce sont les personnes les plus pauvres, celles qui ont peut-être déjà du mal à s'offrir des aliments sains, qui seront les plus durement touchées. »

Encourager la conversion au tout-bio risque donc de se traduire par une baisse de la production agricole européenne et une moindre autosuffisance alimentaire. Or les diverses crises de ces dernières années ont montré les risques d'une dépendance excessive envers des matières premières importées. En 2022, la guerre en Ukraine a conduit à une telle pénurie d'huile de tournesol qu'il a fallu rationner les achats. Parce que malgré les champs de tournesols qui bordent nos autoroutes, nous n'en produisons pas assez pour notre consommation et nous nous fournissions jusqu'alors en Ukraine, premier exportateur mondial d'huile de tournesol (50 % des exportations). Quelques semaines plus tard, on s'échangeait sous le manteau les rares adresses possédant encore un stock de moutarde. Tout ça parce que nous avions presque entièrement délégué la production de graines au Canada et que de gigantesques incendies avaient détruit les récoltes. Ou les dangers de la mondialisation à outrance. Sans tomber dans le repli identitaire et le chacun pour soi, il paraît judicieux, à la lumière de ces épisodes, de conserver un matelas de sécurité européen pour les produits de consommation les plus courants. Le moment est donc mal choisi pour s'exposer à une décroissance de la production agricole... Laquelle risque de nous amener à devoir consommer des produits importés, parfois cultivés avec des intrants depuis longtemps interdits sous nos cieux, sans aucune garantie de transparence ni de traçabilité. Notre souci louable de « restaurer » la nature conduit parfois en effet à des contraintes réglementaires qui donnent un avantage compétitif colossal à des pays moins tatillons – ou plus pragmatiques, question de point de vue... – et à des modèles de production bien moins vertueux sur le plan de l'environnement que notre agriculture conventionnelle très encadrée. On estime le surcoût de ces mesures « vertes » de 600 à 900 millions d'euros, que le monde agricole devra assumer sans aide financière publique.

La filière céréalière, source de notre plus gros excédent commercial agricole (14,5 millions d'euros en 2022) a failli devenir la victime de cet écologisme exacerbé. Une recommandation de l'Anses avait en effet interdit l'utilisation de phosphine, un insecticide utilisé en fumigation dans les cales de bateaux. Il se trouve que bon nombre de nos clients, peu soucieux d'importer nos insectes avec notre blé, interdisent le débarquement des cargaisons non traitées. En pratique, la nouvelle réglementation équivalait à une interdiction d'exporter des céréales hors de l'Union européenne, lesquelles représentent 11,5 millions de tonnes de céréales… Quelques jours avant l'entrée en vigueur de cette mesure, le gouvernement a fait marche arrière et réautorisé l'usage de phosphine quand le pays importateur « exige ou accepte une fumigation ». On ne parle plus de bio, certes, mais cela illustre le danger de réglementations trop contraignantes pour les agriculteurs à l'heure où la France, depuis 2019 et pour la première fois de son histoire, ou presque, importe davantage de produits agricoles qu'elle n'en exporte.

Impact carbone du bio

Parlons à présent de l'impact environnemental de l'agriculture : l'alimentation se classe au premier rang des responsables du changement climatique, puisqu'elle représente 28 %[1] des émissions mondiales de gaz à effet de serre et 70 % de la consommation d'eau potable[2]. Elle produit aussi énormément de déchets d'emballages.

J'ose donc poser la question avec le plus grand sérieux : le bio constitue-t-il un progrès en la matière ou peut-il à l'inverse contribuer à aggraver le dérèglement climatique ? Avant de vous insurger, de me taxer de mauvaise foi, voire de me qualifier de réactionnaire, réfléchissez avec moi. Bien sûr le bio élimine quantité de substances pas forcément très saines pour nous ni pour l'environnement (dont l'usage est aujourd'hui très strictement encadré en Europe), mais le bio passe aussi, par exemple, par davantage de travail du sol, indispensable

1. Source : Institute for Climate Economics (2019). *Estimating greenhouse gas emissions from food consumption.*
2. Source : OCDE (2020). *Agriculture and water policy changes.*

pour contrôler les mauvaises herbes en l'absence d'herbicides. Ce qui consomme plus de carburant – même si nous aimerions croire que les cultivateurs bio utilisent des tracteurs fonctionnant à l'énergie solaire. Et surtout, ces labourages plus intenses détachent les microorganismes du sol… ce qui se traduit par une libération accrue de CO_2 dans l'atmosphère. Donc, vous avez bien lu : renoncer aux produits phytosanitaires tend à alourdir l'empreinte carbone d'une exploitation ! Quand je vous dis que les choses ne sont jamais aussi simples qu'elles ne le paraissent…

Défrichage, déforestation et leurs conséquences

La baisse des rendements agricoles impliquera nécessairement un accroissement des surfaces cultivées au détriment de la préservation des zones sauvages. Prairies et forêts paieront un lourd tribut à l'utopie bio. Ce qui n'ira pas sans conséquences. On le sait, l'emprise croissante de l'homme sur la nature entraîne des contacts avec des animaux jusqu'alors à l'abri dans des zones naturelles inhabitées, avec, à la clé, le risque de voir apparaître de nouvelles maladies. L'explosion démographique et l'urbanisation accrue dans les régions intertropicales, jusque-là relativement préservée, mettent à mal les forêts primaires, immenses réservoirs de biodiversité. Quand on parle de biodiversité, on pense aux mammifères, aux oiseaux, éventuellement aux insectes, mais plus rarement aux microorganismes qui en font aussi partie et vivent en symbiose avec les espèces locales, pour le meilleur et pour le pire. Lorsqu'on bouleverse leur habitat naturel, des microorganismes pathogènes entrent en contact avec de nouveaux réservoirs animaux, voire avec l'homme. Et comme il s'agit d'espèces éminemment adaptables, ils ne tardent pas à muter pour tirer le meilleur parti de leur nouvel environnement, ce qui se traduit par des épidémies comme les grippes aviaires, les pestes porcines, voire le sida ou le Covid-19, sans parler des terrifiantes flambées épidémiques de virus Ebola ou Marburg en Afrique. Tant que les chasseurs de viande de brousse la consommaient *in situ*, les foyers restaient circonscrits à des populations isolées, mais depuis que les villes se sont rapprochées et qu'ils ont pris l'habitude de commercialiser leur butin sur les marchés, des cas sont apparus dans les centres urbains, avec un risque épidémique accru. Un autre exemple : quand on a défriché les forêts de l'île de Bornéo pour planter des palmiers à huile, les chauves-souris qui y vivaient tranquilles se sont réfugiées dans des plantations de manguiers... à proximité desquelles on élevait des cochons. Une opportunité en or pour un virus qui a contaminé les porcs, puis lorsque ceux-ci ont été expédiés à Singapour pour y être abattus, l'homme. Le virus inédit, baptisé Nipah, a ainsi tué plus de 140 personnes.

Dès février 2018, l'Organisation mondiale de la santé (OMS) posait l'hypothèse d'une maladie issue d'un virus animal, transmise à l'homme dans une région du monde où le développement économique pousse la population à se rapprocher de la faune sauvage et susceptible de représenter « un danger international pour la santé humaine ». Un an et demi plus tard, cette hypothèse se vérifiait sur le marché de Wuhan. Dans cette métropole chinoise de 11 millions d'habitants, on a coutume de dire : « Ici, on mange tout ce qui possède quatre pattes, sauf les tables, et deux ailes, sauf les avions. » Tout un programme haut en saveurs ! D'où un marché aux animaux sauvages vivants incontestablement bio et non traités aux antibiotiques. On fait dans le radical, dans le sans concession, à Wuhan, dans le sauvage, tout juste débarqué de l'avion. Capturé dans la brousse africaine, le timide pangolin se retrouve vendu à prix d'or sur le marché aux animaux *totally wild* de Wuhan. Il paraîtrait que les écailles qui recouvrent son corps aux allures préhistoriques posséderaient quelque vertu aphrodisiaque… Pauvre Aphrodite !

Du pangolin, le virus Covid-19 s'est transmis à l'homme (*via* la chauve-souris fer à cheval), mais il peut aussi infecter les chiens, les chats et les rongeurs… On le sait de longue date, 60 % des pathogènes humains sont d'origine animale. D'où l'importance de l'OIE (l'Organisation mondiale de la santé animale), créée en 1924 à Paris, sous le nom d'Office international des épizooties, bien placée pour savoir que laisser faire la nature, comme les tenants du bio le souhaiteraient, n'est pas une solution viable. Dénoncer sans relâche les traitements phytosanitaires, c'est oublier d'où nous venons et ce qui nous menace.

Ainsi, la grande peste qui dévasta l'Europe au XVIIe siècle et dont Daniel Defoe décrit les ravages à Londres, en 1665, dans son *Journal de l'année de la peste*. Quelque 20 % de la population de la capitale britannique succomba à cette maladie transmise par les rats et les puces, soit au moins 75 000 âmes. Dans *La Peste*, d'Albert Camus, l'épidémie s'annonce par une mortalité inhabituelle chez les rats. Aujourd'hui, la peste se traite avec des antibiotiques, mais quand la pandémie a déferlé sur nous en 2020, nous nous sommes trouvés aussi démunis que nos ancêtres en 1665. Confinement, masques, éloignement physique pour ne recevoir aucune « humeur » de l'autre, gel désinfectant en lieu et place du Vinaigre des quatre voleurs d'antan… Enfin, on a mis au point un vaccin efficace contre le Covid-19. Ouf, sauvés ! Pour cette fois…

Mais saurons-nous tirer la leçon de ce désastre sanitaire et cesser de jouer aux apprentis sorciers avec notre planète ? La destruction des écosystèmes n'est pas seulement un drame écologique, c'est aussi la porte ouverte à de nouveaux risques infectieux et viraux. Même dans nos régions, l'élimination systématique des renards, accusés de propager la rage alors même que d'après le ministère de la Santé, « la rage du renard a été éliminée en 2001 » se traduit par la prolifération de petits mammifères comme les campagnols qui sont les réservoirs naturels de la maladie de Lyme, transmise aux humains par les morsures de tiques ayant auparavant séjourné dans la fourrure de ces bestioles… Et ce n'est pas la conversion envisagée d'un tiers des terres et des mers d'Europe en zones protégées qui règlera la question – même si c'est une idée séduisante ! Car le danger est ailleurs, dans les régions du monde où la pression démographique engendre un besoin accru de productions agricoles et que l'on voudrait voir se convertir à l'agriculture biologique.

La propagation fulgurante de l'épidémie de Covid-19 a été rendue possible par la globalisation des échanges et des voyages – autrement dit deux des ressorts de notre prospérité moderne. De là à penser que plus l'humanité comble ses besoins spécifiques, plus elle met en péril les autres espèces vivantes, la planète (et à long terme sa propre survie), et qu'elle mérite de disparaître, il n'y a qu'un pas, comme le journaliste Adam Kirsch l'explique dans son dernier livre *The Revolt against Humanity: Imagining a Future Without Us*[1]. Pour les tenants de l'antihumanisme de l'Anthropocène, révulsés par les dégâts environnementaux occasionnés par l'homme,

1. Columbia Global Reports, 2023.

notre autodestruction est devenue non seulement inévitable, mais souhaitable ! Comme l'écrivait le philosophe Michel Foucault : « L'homme est une invention dont l'archéologie de notre pensée montre aisément la date récente. Et peut-être la fin prochaine[1]. »

Vers une nouvelle révolution agricole

On est donc en droit de se demander si l'option bio ne relève pas d'une démarche essentiellement passéiste. Ne devrait-on pas plutôt chercher à intensifier les rendements agricoles afin de nourrir le plus grand nombre tout en respectant la faune et la flore sauvages ? Comme l'explique Sylvie Brunel – autrice de *Nourrir. Cessons de maltraiter ceux qui nous font vivre !*[2] –, à force de dénigrer les agriculteurs et les éleveurs, on risque d'entraîner une « désagriculturisation » alors même que la faim réapparaît dans de trop nombreuses régions de la planète. On estime à un milliard le nombre des individus en proie à l'insécurité alimentaire. Les métiers agricoles ne font plus rêver… Ils sont pourtant plus que jamais nécessaires car, souligne-t-elle, « nourrir le monde va demander une mobilisation exceptionnelle ». Cette géographe, professeure à la Sorbonne, appelle de ses vœux une troisième révolution agricole, afin de produire assez pour nourrir l'humanité tout en préservant la biodiversité.

La solution passera incontestablement par la technologie, seule capable d'assurer des rendements accrus sur des surfaces plus restreintes et, ainsi, de nourrir l'espèce humaine, sans le faire au détriment des autres

1. Michel Foucault, *Les Mots et les Choses. Une archéologie des sciences humaines*, Gallimard, 1966.
2. Buchet-Chastel, 2023.

espèces vivantes. Voilà le défi des prochaines décennies : produire suffisamment sans risquer d'empoisonner quiconque : ni le paysan, ni la nature, ni le consommateur. Selon le dernier rapport annuel de la FAO « un système alimentaire synonyme de sécurité et de nutrition pour tous » reste à inventer.

La troisième révolution agricole évoquée par Sylvie Brunel passera en premier lieu par la biotechnologie, afin d'améliorer la résistance des plantes aux aléas climatiques ou de compenser les carences des sols, qu'il faudra combiner avec la bioprotection des plantes contre les agressions des insectes et parasites, mais aussi faire appel aux progrès de l'intelligence artificielle et de la robotique. On obtiendra ainsi une agriculture 3.0, facteur d'un changement « majeur et puissant », assure Christian Huyghe, directeur scientifique de l'Inrae, à la pointe de cette transformation.

Régénérer les sols grâce aux nouvelles technologies

L'expérience GreenPods menée dans une ferme pilote créée en 2020 sur 170 hectares près de Toulouse vise à réhabiliter des terres laissées exsangues par l'agriculture intensive. En pratique, les plantations sont sélectionnées pour leurs capacités régénératrices et on teste de nouvelles technologies d'irrigation, de mesure de l'humidité des sols, d'imagerie satellite, etc.

L'agrotechnologie fait figure de voie moyenne entre l'agriculture conventionnelle décriée et polluante et le rêve bio. D'après Marc Dufumier, agronome, professeur honoraire à AgroParisTech, expert consultant auprès des Nations unies et de la Banque mondiale et auteur de *L'agroécologie peut nous sauver. Entretiens*[1] et de *La Transition agroécologique, qu'est-ce qu'on attend?*[2], «La révolution agroécologique est une réponse concrète, réalisable et globale à beaucoup de maux de notre monde moderne» et il serait «techniquement possible de nourrir correctement et durablement l'humanité entière à l'horizon 2050 en mettant en place des modes de production inspirés de l'agroécologie».

De quoi parle-t-on au juste? L'agrotechnologie propose des pratiques alternatives à l'agriculture industrielle mais en se fondant sur des bases scientifiques, par opposition au bio, qui repose avant tout sur une démarche idéologique. Ce qui donne une sorte d'agriculture écologique intensive, qui s'attache à produire davantage sur la même surface en faisant appel à l'énergie solaire, au recyclage du CO_2 atmosphérique pour fabriquer des hydrates de carbone (glucides), à l'utilisation de l'azote de l'air pour fabriquer des protéines via les légumineuses et en mettant à profit certains champignons ainsi que les racines des arbres pour reminéraliser les sols.

Du bio et des rendements: que demande le peuple? L'écueil de cette voie réside dans son caractère artisanal et précis, lequel implique beaucoup de travail et donc de main-d'œuvre, ce qui renchérit mécaniquement ses produits. Pour Marc Dufumier, la piste agroécologique devrait passer par la création de services publics d'intérêt général, voire par une rémunération des agriculteurs pour «services rendus environnementaux» puisqu'ils accéléreraient la transition agroécologique… Et nous voilà repartis au pays des rêves.

1. Actes Sud, Colibris, 2019.
2. Terre vivante, 2023.

L'empreinte environnementale pas du tout exemplaire du bio

Le poids environnemental global de nos emplettes, bio ou pas, s'apprécie, rappelons-le, sur l'ensemble du cycle de vie du produit : culture, cueillette, transformation éventuelle, transport et biodégradabilité ou options de recyclage. Autant dire que le caractère bio d'un produit n'est qu'un élément de ce qui rendra le panier de la ménagère plus ou moins vertueux pour la planète. Et l'empreinte environnementale du bio laisse à désirer. Nous avons déjà évoqué la libération de CO_2 induite par le travail du sol plus intense que ce mode de production requiert…

Le transport

Le bio, c'est bien beau, mais nous avons déjà abordé la question, selon l'endroit où il est produit, son empreinte carbone peut grandement laisser à désirer. Une fois qu'une mangue cultivée au Brésil ou au Chili, même en bio, atteint votre assiette, elle a généré pas mal d'émissions de gaz à effet de serre.

Le lait d'amande, très à la mode en ce moment, illustre bien ce paradoxe. Celles qui l'adoptent en lieu et place du lait de vache pensent sincèrement agir pour le bien de la planète. D'abord parce que nous sommes conditionnés par la publicité, les médias et les réseaux sociaux à penser qu'un aliment végétal est forcément « meilleur », plus pur et plus noble qu'un produit animal. De plus, se disent-elles, si la demande de lait de vache diminue, les rejets de CO_2 dans l'atmosphère liés à l'élevage bovin baisseront aussi… Et comme on cultive des amandiers dans le Midi de la France, elles soutiennent de surcroît une activité agricole traditionnelle. De quoi se donner bonne conscience en sirotant son « vegan latte » du matin. Malheureusement, les amandiers provençaux étant bien en peine d'assurer l'approvisionnement de ces nouvelles converties, leur breuvage favori provient souvent des antipodes. Elles ignorent aussi que la culture de l'amandier consomme énormément d'eau !

Poisson : le problème est ailleurs

Je le dis et je le répète : si quelqu'un veut m'expliquer comment du cabillaud sauvage peut être bio, ou d'ailleurs ne pas l'être, je suis tout oreilles. À part si le chalutier joue les chimistes amateurs et analyse l'eau dans laquelle il lance ses filets, je ne vois pas. En réalité, au rayon poissonnerie, la question du bio est un faux problème qui masque le vrai danger, c'est-à-dire le spectre de l'épuisement des stocks. À en croire un documentaire *Seaspiracy*, diffusé sur Netflix, il pourrait ne plus y avoir de poisson dans les océans en 2025.

Si l'hypothèse paraît quelque peu alarmiste, elle a le mérite de souligner le peu de cas que nous faisons de la biodiversité marine. À l'heure actuelle, 34 % des espèces de poisson sont surexploitées à l'échelle mondiale et 60 % à la limite des seuils tolérables pour le renouvellement de l'espèce. Les chiffres de consommation parlent d'eux-mêmes : l'OMS recommande de consommer 11 kilos de poisson et crustacés par personne et par an ; en France, nous en mangeons 35 kilos et presque exclusivement du saumon, du cabillaud, du bar, de la sole et des crevettes. Nous apprécions en outre beaucoup le poisson en filets, un vrai non-sens écologique, puisque cela conduit à ne manger que la moitié du poisson. Plus des deux tiers de notre consommation sont importés, ce qui signifie que cette surconsommation exerce un impact au-delà de nos frontières. Quant à savoir s'ils sont de saison, tout dépend du lieu de pêche, ce qui suscite l'enquête du consommateur soucieux de telles problématiques. Pour vous informer sur les espèces menacées et les périodes de pêche, vous pouvez évidemment interroger votre poissonnier, ou vous en remettre à des outils virtuels comme les applications Mr.Goodfish et Etiquettable.

Attention aux produits ultra-transformés, même bio

Le bio, ce n'est plus seulement des ingrédients bruts, mais aussi des spécialités industrielles répondant à la définition des produits « ultra-transformés ». Or, d'après une étude réalisée au Brésil sur la période 1987-2018 et publiée dans *The Lancet Planetary Health*, la consommation de 1 000 calories sous forme d'aliments ultra-transformés produit davantage de gaz à effet de serre (+ 21 %) que la consommation de 1 000 calories provenant d'autres sources alimentaires. Eh oui, en plus d'être mauvaise pour la santé, la malbouffe l'est aussi pour la planète !

Éthique et bio

Même si elles ne relèvent pas du bilan carbone, les questions éthiques entrent dans le calcul du bilan environnemental d'une activité, ou en tout cas elles le devraient. C'est le cas, par exemple, des conditions de travail sur les exploitations agricoles. Maintenant que le bio est à la mode et génère une véritable demande, l'appellation ne rime plus forcément avec petite exploitation à l'ancienne à visage humain. Et donc ne garantit plus nécessairement un traitement éthique du personnel employé. Surtout dans les pays du Sud.

Ainsi, et c'est un paradoxe de plus pour une mouvance qui se veut vertueuse, le bio favorise le travail des enfants en Afrique. En effet, comme la production européenne de bio ne suffit pas à répondre à la demande, le différentiel provient couramment d'exploitations familiales africaines – biologiques par défaut en raison du coût élevé des pesticides et des engrais et de leur faible disponibilité. Et cela ne semble pas déranger les gourous du bio... Tandis que les agriculteurs européens renoncent aux techniques modernes volontairement – un peu sous la pression des instances gouvernementales et européennes tout de même... –, les exploitants des pays du Sud, eux, ne choisissent pas de conserver une agriculture moyenâgeuse pour mieux nous nourrir de bio. Ils préféreraient cultiver davantage, mieux gagner leur vie et ainsi de suite. Choisir le bio, c'est aussi parfois fermer les yeux sur le fait que les tâches manuelles comme l'arrachage des mauvaises herbes, ou l'élimination des feuilles attaquées par des parasites, sont en général le domaine des femmes et/ou des enfants. Ce problème se retrouve dans quantité de communautés agricoles d'Afrique, d'Asie et d'Amérique du Sud. Au Kenya, la cueillette des fleurs de pyrèthre destinées à la confection des insecticides bio est confiée aux femmes, pour un salaire de misère, tandis qu'en Inde, les plantations de thé bio n'offrent pas nécessairement des conditions de travail plus dignes que les exploitations traditionnelles.

Les outils de mesure

Pour le consommateur, la plate-forme Glimpact permet d'évaluer en ligne le bilan environnemental d'un produit grâce à une méthode de calcul prenant en compte 16 facteurs d'impact parmi lesquels la consommation de ressources, les émissions de gaz à effet de serre, les émissions de particules fines, la toxicité pour l'environnement et l'homme, l'impact sur les rivières et océans, la consommation d'eau, l'acidification des sols… Son application Glimpact Scan permet de mesurer cette empreinte globale en scannant le code-barre du produit. L'application My Glimpact, complémentaire de la précédente, vous renseigne quant à elle sur votre empreinte environnementale personnelle, vous indique où vous vous situez au regard de la planète et mentionne des pistes pour alléger votre impact. Je vous renvoie également à l'ouvrage *Peut-on encore manger des bananes ? l'empreinte carbone de tout*[1] du chercheur britannique Mike Berners-Lee, spécialiste de l'empreinte carbone et auteur du best-seller *Il n'y a pas de planète B*. Dans ce nouvel opus, il évalue l'impact de mille et un éléments de notre quotidien pour nous éclairer dans nos choix.

Côté producteurs, la société Carbon Maps propose d'aider les industriels de l'agroalimentaire à identifier des leviers pour améliorer l'empreinte environnementale de leurs produits. Ses algorithmes calculent l'impact environnemental du produit en se fondant sur divers indicateurs (consommation d'eau, impact sur la biodiversité, bien-être animal, etc.) afin de suggérer des actions sur la composition des produits et sur les pratiques agricoles utilisées pour les ingrédients.

Emballages : le maillon faible

Le bio est encore trop souvent vendu dans des emballages coûteux, polluants, encombrants… Même si l'interdiction du bio sous plastique est actée, les fabricants n'ont pas encore renoncé à mettre en valeur leurs produits les plus « verts » grâce à une signalétique aussi alléchante qu'encombrante. Si bien que le non-bio

1. L'Arbre qui marche, 2024.

en vrac présente des aspects plus vertueux que le bio suremballé… L'un des grands enjeux écologiques de ce XXIe siècle réside en effet dans la gestion de nos déchets. L'Union européenne en produit 84 millions de tonnes par an, ce qui représente près de 190 kilos par personne et si l'on ne change rien, on devrait atteindre 209 kilos en 2030 [1]. Ce qui nous amène inexorablement à évoquer les plastiques, si pratiques mais si délicats à recycler…

Le plastique : pas fantastique

J'ai déjà évoqué le sixième continent né de nos déchets plastiques. De fait, le plastique est omniprésent dans nos vies et pas toujours très bien recyclé (d'après les données Eurostat les plus récentes, le taux de recyclage total des emballages en plastique en Europe plafonnait en 2021 autour de 40 % [2]). Conscients de l'urgence écologique, les députés européens ont adopté en novembre 2023 leurs propositions de nouvelles règles pour réduire, réutiliser et recycler les emballages. Outre les objectifs globaux de réduction des emballages (5 % d'ici à 2030, 10 % d'ici à 2035 et 15 % d'ici à 2040), ils souhaitent fixer des objectifs spécifiques de diminution des emballages en plastique (10 % d'ici à 2030, 15 % d'ici à 2035 et 20 % d'ici à 2040), l'interdiction des polluants éternels PFAS (polyfluoroalkylés) et du bisphénol-A, perturbateur endocrinien. Les acheteurs pourraient en outre avoir la possibilité d'apporter leurs propres contenants dans les magasins et enseignes de vente à emporter. Autre objectif : collecter séparément

1. Eurostat (chiffres de 2021).
2. Voir https://ec.europa.eu/eurostat/databrowser/view/ten00063/default/table?lang=fr.

au moins 90 % des matériaux contenus dans les emballages (plastique, bois, métaux ferreux, aluminium, verre, papier et carton) d'ici à 2029. En deçà de 85 % de taux de collecte des bouteilles en plastique et des canettes métalliques, les États sont invités à rétablir un système de consigne. Enfin, à partir de 2030, tous les emballages vendus devront être recyclables. Seulement comme la fabrication d'emballages représente un chiffre d'affaires annuel de 335 milliards d'euros dans l'UE, les lobbies sont mobilisés et les négociations avec les États membres s'annoncent tendues. L'industrie du plastique en Europe, c'est aussi 1,5 million d'emplois...

Les chercheurs travaillent sur la piste de bactéries productrices d'enzymes capables de dégrader le plastique. Car non seulement le recyclage de ces matériaux fait appel à des substances chimiques toxiques, mais surtout, il dissémine dans la nature des microplastiques, des particules de dimension inférieure à 5 millimètres de diamètre qui peuvent être ingérées par des organismes vivants et pénétrer jusqu'à l'intérieur de leurs cellules. Quelque 6 % des plastiques traités contaminent ainsi les milieux terrestres et aquatiques : on en trouve jusque dans les lieux les plus reculés de la planète, sur les glaciers, dans les banquises... Des systèmes de filtration permettent de diminuer ces rejets, mais aucun n'est assez fin pour retenir les plus minuscules. D'après une étude, nous absorberions chaque année 52 000 de ces particules (à peu près le volume d'un savon grand modèle) et en inhalerions 121 000 autres[1]. En outre, chaque recyclage

---

1. Kieran D. Cox, Garth A. Coverton, Hailey L. Davies, John F. Dower, Francis Juanes, and Sarah E. Dudas. « Human Consumption of Microplastics », *Environemental Science and Technology*, 2019, 53, 12, p. 7068-7074 ; https://doi.org/10.1021/acs.est.9b01517.

produit des matériaux de qualité de plus en plus médiocres. Le dernier maillon, par exemple les tuyaux d'évacuation ou les vêtements en laine polaire, n'est plus recyclable. Heureusement, une étude a récemment identifié quelque 30 000 bactéries actives sur 10 types de plastiques différents ! C'est prometteur, mais cela ne doit pas non plus devenir un permis de polluer. On s'éloigne du bio, me direz-vous, mais pas tant que cela.

Prenons l'exemple de nos chers yaourts. À force d'entendre que les produits laitiers sont nos amis, nous avons pris l'habitude d'en consommer des quantités colossales : 15 milliards chaque année en France – en moyenne 170 pots par personne, soit 21 kilos – lesquels génèrent la bagatelle de 100 000 tonnes de déchets ! On en jette environ 500 par seconde dans l'Hexagone : ça fait peur... Et parmi cette avalanche de pots vides, il y a des pots de yaourts bio. Car ce joli petit pot que vous glissez dans la *lunch box* de vos chères têtes blondes ou leur laissez dans le frigo pour le goûter est en général conditionné comme les autres, sous plastique ! C'est le cas de ceux vendus par plaquette sécable de quatre contenants individuels – le conditionnement le plus habituel – qui sont faits de polystyrène, très peu recyclé à ce jour car il ne comporte que 2 % de matériau valorisable. Vous imaginiez sans doute, mes naïves amies, que le logo AB garantissait des pots 100 % recyclables ? En général, un yaourt, c'est un pot en polystyrène, une étiquette en papier et un opercule qui contient parfois de l'aluminium. Son recyclage implique donc trois filières et prend un temps considérable. Une usine allemande maîtrise actuellement la manipulation, mais expédier nos déchets outre-Rhin alourdirait encore davantage l'empreinte carbone de nos petits pots. Moyennant quoi, ils rejoignent encore trop souvent le flux des déchets non valorisés. Même quand ils ont abrité un bon yaourt bio.

J'entends d'ici les inconditionnelles du pot de verre se rengorger, fières de leur clairvoyance. Malheureusement le surpoids qui tire sur vos épaules et vous oblige à fractionner vos courses se répercute sur chaque étape de la production sous forme d'émissions accrues de gaz à effet de serre. Et cela rend votre choix moins vertueux qu'il n'y paraît. Un pot en verre, cela se recycle plus facilement, c'est incontestable, mais sa production génère 340 grammes de gaz à effet de serre contre 275 grammes pour un yaourt sous plastique. À raison de 170 yaourts par an… on ressort la calculette ? En outre, la solution verre ne séduit vraiment que celles et ceux qui ne portent pas leurs cabas. Un litre de lait, un jus de fruits et 6 yaourts : voilà 3 kilos de verre à charrier. Pour peu que lesdits contenants soient consignés, vous vous les coltinerez deux fois… Elle est pas belle, la vie ? La solution : arrêter de vous bourrer de laitages ou choisir des contenants familiaux – à poids égal, moins d'emballage –, de préférence en carton. Ils seront recyclables *et* légers.

Car pour moi, peu importe qu'un produit offre toutes les garanties de « bio-itude » si l'utiliser se révèle abominablement polluant ! L'empreinte environnementale de nos emplettes passe aussi par la recyclabilité de leurs contenants.

Quel recyclage pour mon emballage ?

Les emballages qui se recyclent le mieux sont ceux faits de carton. Ils ne génèrent en outre pas de pollution à long terme, et leur transport comme leur fabrication produisent relativement peu de gaz à effet de serre. Ils ne conviennent malheureusement pas à tous les aliments !

Le verre, quasiment recyclable à l'infini, pâtit d'une empreinte carbone très lourde au niveau de la production et du transport. Le retour des bouteilles consignées améliorerait les choses en éliminant la nécessité de recycler le matériau, mais pas la question du transport.

Les barquettes en aluminium se recyclent assez bien mais leur production consomme près de cinq fois l'énergie nécessaire à la production d'une barquette en plastique.

Aujourd'hui, 65 % des plastiques et 23 % des emballages en plastique sont recyclables[1], l'objectif étant de passer à 50 % en 2025. Les polyéthylènes PET, le matériau des bouteilles d'eau ou PE et les polypropylènes (PP) qui emballent flacons de shampooing, de lessive et certaines bouteilles de lait se recyclent sans problème pour faire de nouveaux contenants alimentaires ou pour être utilisés dans les industries automobile et textile. Mais les plastiques recyclés restent toujours un peu plus chers que les neufs…

Lanterne rouge : la céramique. Vous voyez ces petits pots remplis à la louche par une laitière tout droit sortie d'un tableau de Vermeer ? Eh bien, non seulement leur fabrication et leur transport sont très énergivores, mais ils ne sont pas recyclables du tout ! Donc, sauf à les conserver comme ramequins…

Sachez enfin qu'il n'existe pas encore de filière de recyclage pour les contenants en bois comme les boîtes de camembert et les bourriches d'huîtres, ni pour les enveloppes en cire du Babybel. Pour les premiers, ceux qui disposent d'une cheminée ou d'un poêle à bois peuvent l'utiliser comme petit bois ; pour les seconds, j'ignore si l'on peut les recycler en bougies d'anniversaire à l'aide d'un petit moule !

---

1. Ademe.

La meilleure solution reste évidemment l'absence d'emballage. Mais quand on ne peut pas s'en passer, vérifiez au moins la présence du logo Triman (le petit personnage en noir avec trois flèches tournées vers l'extérieur), obligatoire sur tous les emballages et produits recyclables depuis le 1er septembre 2022. Garanti jetable dans la poubelle jaune! L'anneau de Möbius, lui, indique qu'un produit ou son emballage est recyclable et le sera pourvu que le système de collecte ou la filière de recyclage existe et que les consignes de tri soient correctement respectées... Ne vous laissez pas berner par les emballages reprenant les codes du « naturel » et rappelez-vous que le « point vert » indique que le fabricant du produit est partenaire du programme français de valorisation des emballages ménagers, mais absolument pas qu'il est recyclable.

La vaisselle jetable: un contenant bio... de loin

En remplacement de la vaisselle et des couverts en plastique, désormais interdits, les enseignes de vente à emporter et de livraison à domicile proposent aujourd'hui des ustensiles estampillés « compostables », « 100% naturels » ou « *ecofriendly* ». Mais s'ils sont effectivement fabriqués à partir de bambou, de feuilles de palmier, de canne à sucre, de blé, de papier ou de carton, ils contiennent souvent des composés douteux, tant pour la santé que pour leur recyclabilité. Un test effectué par l'UFC-Que Choisir en 2021 a mis en évidence la présence de substances indésirables dans presque tous les modèles analysés. Notamment des composés perfluorés de la famille des PFAS, qui permettent à la vaisselle de résister à l'eau et aux graisses. De quoi contaminer les aliments, le consommateur, mais aussi un éventuel compost – car ils sont présentés comme « compostables » –, puis les terrains sur lesquels ce compost sera versé. Les assiettes en canne à sucre testées renfermaient en effet entre cinq et vingt-huit fois plus de substances perfluorées par kilo que la norme fixée pour l'aptitude au compostage industriel (100 mg par kilo). On a aussi identifié sur certains échantillons la présence de dérivés chlorés, de résidus de pesticides (du glyphosate et même des pesticides interdits en Europe) ou de métaux lourds. Encore un joli cas de greenwashing.

L'Eco-Score

Pour vous aider, les instances qui nous dirigent ont prévu un outil supplémentaire – encore un ! – appelé l'Eco-Score, mis en place en 2024. Cet indicateur expérimental mesure l'impact environnemental des produits alimentaires pour les classer de A à E, de l'impact le plus faible au plus élevé. Pour établir ce classement, on prend en compte l'action du produit sur la pollution de l'air, des eaux, des océans, du sol, ainsi que de la biosphère : émissions de gaz à effet de serre (CO_2), destruction de la couche d'ozone, émissions de particules fines, oxydation photochimique, acidification, radioactivité, épuisement des ressources en eau, pollution de l'eau douce, épuisement des ressources non renouvelables, eutrophisation (terrestre, eau douce et eau de mer), utilisation des terres, toxicité pour l'eau et pour l'homme, perte de biodiversité. Ces impacts sont étudiés tout au long du cycle de vie du produit.

Comme le fait le Nutri-Score pour la valeur nutritionnelle, il propose une notation environnementale pour guider les consommateurs et leur permettre d'effectuer des choix plus vertueux lors de leurs achats alimentaires.

Il est appelé à s'étendre au-delà du domaine alimentaire. Quelle différence avec le Planet-Score ? Ce dernier valorise davantage le bio et la protection de la biodiversité, tandis que l'Eco-Score s'attache à minimiser la production de gaz à effet de serre par kilo d'aliment.

9

Le bio, ça n'est pas plus cher

Ça vous rappelle la pub d'une grande enseigne ? Il est temps d'aborder LA grande question qui divise les repas de famille : les écarts de prix. J'ai gardé le meilleur pour la fin ! Soyons très clair : le bio frappe au porte-monnaie. Et quoi qu'en disent ses adeptes, il se révèle presque invariablement plus cher que les denrées issues de l'agriculture conventionnelle. Et cela paraît inévitable puisqu'il passe par des rendements inférieurs avec des besoins de main-d'œuvre accrus. D'ailleurs, l'espoir de voir leur travail mieux rémunéré figure en bonne place dans la décision des producteurs de passer au bio. Alors, le bio, « meilleur » mais plus onéreux, deviendra-t-il la nouvelle panacée des riches qui, seuls, vivront vieux en bonne santé ?

Le bio en crise

Ceux qui voyaient dans la mode du bio un caprice de nantis n'avaient sans doute pas entièrement tort puisque la crise économique qui secoue l'Europe a vu les ventes de bio s'effondrer à mesure que les porte-monnaie s'amincissaient. Même si la France représente le deuxième marché bio de l'Union européenne, après l'Allemagne, les produits bio ne pèsent que 6 % de nos achats alimentaires.

L'inflation et le bio

Sur la période de février 2022 à février 2023, la France a enregistré une inflation de 15 % sur les produits alimentaires (Insee), bien supérieure à l'inflation moyenne tous secteurs confondus, qui s'établissait à 6,2 %. Pour certaines catégories d'aliments, telles que les fruits et les légumes, indispensables sources de fibres, de vitamines et de minéraux, la hausse s'est révélée encore plus spectaculaire, avec plus de 22 % sur un an[1]. Cette envolée s'inscrit de surcroît dans un contexte déjà inflationniste puisque la hausse des prix en 2022 avait atteint 5,2 % (7,3 % pour l'alimentation), c'est-à-dire un niveau que notre pays n'avait pas connu depuis 1985, tandis que l'inflation moyenne sur les produits alimentaires entre 2021 et 2022 s'établissait déjà à 6,8 % (et 4 % pour le secteur bio). Ces chiffres indiquent une hausse des prix importante au cours des trois dernières années. Et comme les salaires n'ont absolument pas suivi, la plupart d'entre nous ont dû opérer des arbitrages et faire des choix. Même si la grande distribution a accompli des efforts certains pour amortir le choc pour les consommateurs, c'est en amont que l'on a souffert puisque, selon le rapport 2023 de l'Observatoire des marques, les grandes enseignes ont généralement réussi à conserver une marge brute stable… Le problème a atteint de plein fouet les agriculteurs convertis à la filière bio, qui tirent la sonnette d'alarme. Car désormais, lorsqu'il s'agit de remplir son panier, le souci du respect de l'environnement ou même d'éviter les substances controversées passe au second plan, largement devancé par le critère du prix. Or les éleveurs sont, eux aussi, rattrapés par l'inflation puisque les prix des aliments

1. Source : Assemblée nationale, compte rendu de la commission des Affaires économiques, mardi 28 mars 2023.

pour le bétail se sont accrus de 45 % en quelques mois… Le gouvernement a d'ailleurs annoncé en novembre 2023 une enveloppe de 34 millions d'euros de soutien à l'agriculture, qui vient s'ajouter aux 60 millions déjà distribués dans l'année, sans oublier les 150 millions promis en février 2024 à la filière de l'élevage.

Selon une enquête réalisée par le panéliste NielsenIQ en juillet 2022, 54 % des consommateurs interrogés ont dit juger le bio trop onéreux, tandis que 36 % d'entre eux ajoutaient s'avouer peu convaincus de ses bienfaits réels pour leur santé. Logique quand on sait que 60 à 80 millions d'Européens seraient en proie à l'insécurité alimentaire, dont 6 à 7 millions de Français qui peinent à nourrir correctement leur famille sans exploser leur budget. Alors le bio…

Ce dernier, déjà structurellement plus coûteux du fait de la baisse des rendements moyens liée à son mode de culture et aux aléas plus nombreux que celui-ci implique, s'est encore renchéri.

Si, en 2018, l'Observatoire national de la restauration collective bio et durable pouvait affirmer que les collectivités adeptes du bio et du local parvenaient à maîtriser leurs coûts au point de proposer des repas à prix inchangé avec 32 % de bio parmi les ingrédients, ce n'est pas sûr que ce soit toujours le cas. Et d'ailleurs, cette performance résultait certainement en grande partie du choix de fournisseurs locaux en circuit court, ce qui n'est pas à la portée de tous. La crise est passée par là et l'engouement pour le bio a marqué un net coup d'arrêt, même s'il affiche globalement une tendance haussière moindre : + 8 % entre 2018 et 2022 dans les circuits généralistes et + 2 % dans les magasins spécialisés (mais ceux-ci pratiquaient déjà des prix relativement élevés). Certaines denrées sont restées relativement stables, comme le lait bio qui, du fait du déséquilibre entre l'offre et la demande observé depuis 2021 et de la baisse de consommation sur la même période, n'a augmenté que de 1 %. Pour les fruits et légumes, en revanche, la tendance inflationniste s'est accentuée entre juin 2022 et juin 2023 avec une hausse moyenne du panier de fruits bio de 8 % et de 15 % pour le panier de légumes bio, selon l'association de consommateurs Familles Rurales. Quelques exemples extrêmes : le prix des fraises rondes bio a grimpé de 22 %, celui des bananes bio de 30 % et celui des carottes bio de 35 %. Qui dit mieux ?

Est-ce à dire que le bio est devenu une marque de luxe, juste un peu plus « verte » que les autres ? S'agit-il en définitive d'un lucratif marché de niche pour des baby-boomers vieillissants taraudés par la peur de vieillir et prêts à tout pour retarder l'échéance fatale ? Trop heureux d'accuser l'industrie agroalimentaire et la modernisation de l'agriculture de tous leurs bobos de santé. Comme si le surcoût d'une alimentation bio était le prix à payer pour préserver leur santé.

Chute de la demande

Résultat des courses, après dix années d'allègre essor, les ventes de produits bio sont en recul constant. En 2021, on observait déjà une chute de 11 % des ventes de fruits et légumes bio par rapport à l'année précédente. La tendance n'a fait que se confirmer depuis lors avec, en 2022, une baisse de 4,6 % de ventes en grandes surfaces et 8,8 % de celles en magasins bio. Cette contraction du marché concerne tous les produits, hormis le rayon beauté, avec une chute particulièrement nette des ventes de viande (– 5,13 %), de celles du rayon traiteur (– 8 %), et de celles de fruits (– 7 %). Le lait, lui, affiche près de 25 % de baisse en volume entre mars 2020 et mars 2023. Globalement, la part du bio dans notre panier a baissé de 6,4 % en 2021 et de 6 % en 2022. Un quart des boulangeries et boucheries diversifiées, qui proposaient du conventionnel et du bio sur leurs étals ont renoncé à ce dernier, faute d'acheteurs, entre 2021 et 2022. Seule la vente directe à la ferme, qui permet de « serrer » les prix de vente, du fait de l'absence d'intermédiaires, tire son épingle du jeu avec une progression de 3 %. Aujourd'hui proposée par désormais 26 300 fermes, elle demeure cependant relativement anecdotique. On comprend que certains agriculteurs envisagent d'abandonner le bio pour réintégrer la filière conventionnelle…

Cette désaffection se ressent dans les réponses fournies dans le cadre de la 20e édition du Baromètre de la consommation des produits alimentaires biologiques, réalisée par l'ObSoCo (Observatoire société et consommation) pour le compte de l'Agence Bio pour l'année 2022. La consommation de bio au moins une fois par mois au cours des douze derniers mois – ce qui reste très occasionnel – accuse une baisse de 16 % par rapport à 2021 et ne concerne plus que 60 % des Français contre plus des trois quarts auparavant. Seuls 23 % disaient avoir acheté plus de produits bio (ils étaient 40 % en 2021). Même remarque pour l'attention portée au logo AB pour leurs choix alimentaires, qui a diminué de 11 % pour retomber à son niveau de 2015. La confiance inspirée par la filière bio marque elle aussi le pas puisque 57 % des personnes interrogées doutent du caractère réellement bio des produits vendus comme tels (+ 17 %) et 59 % d'entre elles ne jugent pas normal que le bio soit plus cher. Même si le label bio reste présent lors de 22 % des passages en caisse, selon l'enquête 2023 sur les comportements de consommation menée par Kantar pour l'Agence Bio, cela révèle une tendance négative. Vous remarquerez que, ces temps-ci, les hypermarchés et les supermarchés se donnent d'ailleurs beaucoup moins de mal pour promouvoir les produits bio.

Un potager d'intérieur

Si, comme Jean-Jacques Rousseau, vous pensez qu'il faut « cultiver votre jardin », pour les âmes néorurales coincées dans un corps urbain, plusieurs fabricants proposent des potagers d'intérieur carrossés comme des voitures de sport et équipés de technologies de pointe pour cultiver sa salade en appartement. Pour information, la Rolls de ce domaine est commercialisée pour la modique somme de 24 000 euros !

Comme pour confirmer l'argument d'un bio produit de luxe pour bobos, les études affinées par âge, lieu de résidence et catégorie socioprofessionnelle relèvent uniquement une stabilité du bio chez les CSP+ et retraités attentifs aux question environnementales et à la prévention des problèmes de santé qui se définissent comme privilégiant la qualité par rapport au prix. Ces catégories représenteraient à elles seules la moitié des achats de bio – ce qui correspond assez à mes observations personnelles autour de moi ou dans la queue au supermarché. L'enquête sur les comportements alimentaires réalisée par Kantar en 2023 précise d'ailleurs qu'il s'agit de cibles « déjà très bien "travaillées" par le marketing ». Comprenez qu'il paraît inutile de dépenser de l'argent pour prêcher des convertis !

Le prix d'achat est le frein numéro un

Il ressort de l'enquête Kantar de 2023 sur les comportements alimentaires que plus de la moitié des consommateurs choisissent leurs fruits et légumes en fonction de leur budget uniquement à l'exclusion de toute autre considération (bio, saisonnalité, envie de se faire plaisir...) et que 71 % d'entre eux jugent le bio trop cher. De fait, le bio se révèle plus cher à l'achat. Ne me lancez même pas sur le fait que vous payez la terre qui enrobe généreusement vos légumes bio – gage de naturel s'il en est – au tarif du produit bio !

Beaucoup se reportent sur un « bio du pauvre » représenté par des allégations telles que « sans pesticide », « sans conservateur », « de plein air », « responsable », « emballage durable » ou « zéro déchet », voire « sans gluten » ou « sans huile de palme ». Nous avons vu ce que valent ces professions de foi et combien elles peuvent se révéler sujettes à caution... Et aussi combien elles peuvent se révéler juteuses en termes de marge. Avec à la clé aussi un risque de « cheapflation », un néologisme qui désigne la tentation pour les industriels de l'agroalimentaire, en période d'inflation du coût des matières premières, de remplacer les plus onéreuses d'entre elles par des substituts meilleur marché, ou encore d'accroître la part des exhausteurs de goût (sel, gras, sucre) ou des arômes artificiels, afin de préserver leurs marges. Le prix de vente est stable, mais la qualité nutritionnelle baisse.

L'argument classique selon lequel mieux vaut acheter moins souvent telle ou telle catégorie d'aliment mais de meilleure qualité – sous-entendu bio ! – occulte la réalité de la majorité des ménages, obligés de se nourrir en respectant leur budget. Il leur faut donc opérer des arbitrages, pour employer le vocabulaire économique, entre qualité et coûts. Ce qui explique que l'inflation liée à l'augmentation des coûts énergétiques se soit rapidement traduite par une chute notable de la consommation de produits bio. Que fait-on de l'injonction de manger moins de viande, mais de la viande de qualité, quand de toute façon on ne peut s'en offrir qu'occasionnellement, quand elle est en promotion ? Les donneurs de leçons doivent intégrer dans leur caboche de privilégiés que les abonnés aux produits « premier prix » ne disposent d'aucune marge de manœuvre.

Mais peu importe aux zélateurs du bio, jamais à court d'une leçon de morale et toujours prêts à reprocher aux plus démunis de mal se nourrir, de mal nourrir leur marmaille et, plus grave encore aux yeux de ces Saint-Just du XXIe siècle, de contribuer au mal-être de la planète par ce soutien inconsidéré à l'industrie agroalimentaire. Comment réconcilier fin du monde et fin du mois ? Et comment faire comprendre aux bien-pensants que vouloir apporter un peu de joie dans le quotidien ne relève pas nécessairement d'une démarche « écocide ». À les écouter, il faudrait, comme naguère, se « contenter ».

Le temps aussi, c'est de l'argent

Or le deuxième argument souvent invoqué par ceux qui n'achètent pas de bio est le manque de temps pour cuisiner ou pour s'approvisionner. Le bio est incontestablement chronophage...

Acheter en vrac, au détail et à la coupe, par opposition par exemple à des produits conditionnés sous vide ou sous atmosphère modifiée... cela implique aussi de faire ses emplettes tous les jours ou presque, parce que cela ne se conserve pas aussi longtemps. Prenez l'exemple d'un jambon à la coupe : bio ou non, avec nitrites ou sans, il tourne deux fois plus vite que son comparse sous blister. À consommer tout de suite donc. Car jeter de la nourriture, même bio, ce n'est ni économique ni développement durable (ni moral, mais c'est un autre sujet !). Toute l'organisation de la maison est donc à revoir et qui va s'en charger, je vous le donne en mille ? Maman, évidemment !

Le bio se conserve mal

L'argument « durable » ne s'applique certes pas à la conservation du bio, vous l'avez sans doute remarqué.

Le gaspillage, fléau moderne

Les chiffres actuels du gaspillage alimentaire auraient fait dresser les cheveux sur la tête de nos grands-mères ! D'après le WWF, 2,5 milliards de tonnes de nourriture sont gaspillées chaque année et 40 % des aliments produits ne sont pas consommés (soit le double des estimations de 2011 de l'ONU). Sans surprise, 58 % des récoltes jetées dans le monde le sont dans les pays les plus riches. En France, on gaspille chaque année 10 millions de tonnes de produits, pour une valeur commerciale estimée à 16 milliards d'euros. L'Ademe (Agence de l'environnement et de la maîtrise de l'énergie, aujourd'hui rebaptisée Agence de la transition écologique) précise la répartition de ces gaspillages tout au long de la chaîne de production : 32 % pour la phase de production ; 21 % en phase de transformation ; 14 % en phase de distribution ; et 33 % en phase de consommation. Rien que pour cette dernière étape, cela représente 30 kilos par personne et par an (dont 7 kilos de produits encore emballés oubliés au fond du frigo...), sans compter le bilan de la restauration commerciale ou collective. Des déchets supplémentaires qu'il faut traiter, donc un coût supplémentaire.

Ajoutons que ce gaspillage représente un prélèvement inutile de ressources naturelles (terres cultivables et eau) et des émissions de gaz à effet de serre sans objet, tout de même évaluées par l'Ademe à 3 % de l'ensemble des émissions nationales ! Davantage que les trajets en avion, vilipendés par Greta Thunberg, qui, eux, ne pèsent que 2 % du total.

Jeter une partie de ses emplettes, ce n'est pas très développement durable et cela révolte tous ceux et celles à qui l'on a appris à ne pas gaspiller la nourriture. Ce n'est pas non plus pour alléger le panier de plus en plus lourd de la ménagère des années 2020.

En quête de parades contre cette gabegie, l'Ademe a testé en 2019 une « zéro gâchis académie » pendant quatre mois avec 243 familles au profil varié (familles nombreuses, célibataires, habitants du Nord, du Sud…). Bilan : une diminution moyenne des déchets de 59 %. Après avoir établi un autodiagnostic pour évaluer s'ils jetaient un peu, beaucoup ou passionnément, les participants ont appris à rationaliser leurs courses (dresser une liste, n'acheter que ce qui figure sur celle-ci, en oubliant les denrées achetées « au cas où » ou « parce que ça sert toujours », vérifier les dates de péremption). Parmi les autres préceptes à retenir : bien ranger son réfrigérateur pour éviter les aliments qui glissent vers le fond et (re)prendre l'habitude ancestrale d'accommoder les restes…

Dans les monastères zen, l'absence de gâchis est respectée à la lettre au point qu'on récupère les déchets alimentaires sur la grille d'évacuation au fond de l'évier pour les réintégrer dans une soupe ou un plat de légumes… Rassurez-vous, mon sens de l'économie ne va pas jusque-là, même si j'avoue que, chez moi, l'expression « omelette zen » désigne tout autre chose qu'une recette de cuisine ! Je vous invite en revanche à vous inspirer des vieux livres de cuisine, qui proposaient quantité de solutions pour éviter de jeter ou à tester l'application, NoWaste[1], qui vous aidera à optimiser vos réserves, du placard au frigo. Dans un registre plus chic, vous pouvez aussi cultiver l'art d'accommoder les restes avec Romain Meder, chef du Plaza Athénée (trois étoiles au Guide Michelin) et son livre *Naturellement libre. Laissez la nature inspirer vos assiettes*[2].

Il existe également des applications qui permettent de récupérer les produits invendus à prix réduit comme Phenix, qui donne accès à 9 000 commerçants dans une cinquantaine de villes, Too Good To Go, pour connaître les invendus dans vos commerces de proximité ou encore les paniers de fruits et légumes bio anti-gaspi, jusqu'à 40 % moins chers qu'en magasin, livrés chez vous chaque semaine de Bene Bono[3] (https://benebono.fr/). Vertueux et économique !

Le batch cooking, *très à la mode*

À moins de vivre sur une île déserte sans accès Internet, vous avez sûrement entendu parler de la mode du *batch cooking*. Encore un progrès pour la condition féminine... Pourquoi profiter de son dimanche pour se reposer, se promener ou visiter une expo quand on peut le passer en cuisine à préparer les repas de la semaine en bonne petite ménagère ? Mais incontestablement, cela évite le gaspillage et les produits oubliés au fond du bac à légumes.

1. Voir nowasteapp.com.
2. Ducasse, 2019.
3. Consulter https://benebono.fr.

Mode d'emploi : on fixe les menus de la semaine, on établit sa liste de courses en conséquence, on achète le nécessaire sans se laisser tenter par la promotion sur les crevettes (sauf si elles figurent sur la liste), ni l'envie soudaine de déguster des artichauts et on réserve deux heures le dimanche – apparemment c'est nécessairement le dimanche que l'on sacrifie à ce rituel ! – à la préparation des ingrédients pour les repas de la semaine. Il peut s'agir de cuisiner des recettes complètes à réchauffer ou d'éplucher en amont des aliments à assembler. Vient ensuite l'étape de la mise en boîte de verre ou de plastique garanti sans BPA qui ont remplacé les Tupperware chers à nos mères. Après quoi, on met le tout au réfrigérateur ou au congélateur.

Les adeptes de cette mouvance vous affirmeront que c'est l'occasion de passer un moment en famille et de gagner en convivialité… Pas faux, au sens où la plupart des enfants adorent mettre la main à la pâte. L'ennui, c'est qu'on leur propose le plus souvent, par habitude, de confectionner un gâteau ou des crêpes. La corvée d'épluchage est moins ludique, mais la préparation de mets « ordinaires » reste toutefois un bon moyen de leur apprendre en s'amusant à se nourrir sainement… et pourquoi pas, de vous remémorer que les moments passés aux fourneaux ne sont pas obligatoirement rébarbatifs. Si cela vous tente, les rayonnages débordent de manuels d'initiation au *batch cooking*. À vous de voir !

Sans aller jusque-là, c'est toujours une bonne idée, quand on cuisine un poulet chasseur, du bœuf en daube, un navarin d'agneau ou toute autre recette de viande mijotée, d'en préparer un peu plus pour le réchauffer un autre jour. Ces plats deviennent encore meilleurs après un passage au réfrigérateur. Le pot-au-feu, par exemple, se décline sur plusieurs repas depuis l'os à moelle, dégusté en savoureuses tartines avec une pincée de gros sel, jusqu'au bouillon agrémenté ou non de ces petites pâtes alphabet au goût d'enfance. Quant aux restes, ils s'accommodent sans chichis en hachis parmentier, en croquettes ou boulettes de viande.

Et la gamelle ! Le déjeuner sur le pouce des ouvriers des Trente Glorieuses est devenu le nouveau Graal des déçus du restau d'entreprise et des allergiques à la cantine. Et chacun(e) d'exhiber sa *lunch box* ou sa boîte à bento (garantie sans bisphénol) et sa gourde. Comme ça, je sais ce que je mange, affirme-t-on vertueusement aux collègues qui se contentent du plat du jour ou achètent bêtement un sandwich ou une salade composée. Ce serait aujourd'hui l'une des deux solutions préférées des travailleurs français, à égalité avec le déjeuner à leur domicile. Parce que cela revient moins cher ? Sans doute mais l'argument principal avancé par les adeptes de ce type de déjeuner est la maîtrise de leur menu. On retrouve ici l'obsession borderline orthorexique qui étreint nos contemporains, car c'est l'occasion de détailler ce que l'on mange et surtout ce que l'on ne mange pas ! L'une disserte sur les méfaits du gluten ; l'autre renchérit sur le lactose, « un poison pour moi », précise-t-elle presque avec fierté.

Les pickles, condiment maison anti-gaspillage

Une solution pratique et beaucoup moins chronophage que le *batch cooking*, quand on a acheté trop de légumes. Ces condiments se préparent soit dans le vinaigre, soit par lactofermentation – ce qui donne des pickles excellents pour la flore intestinale.

Si vous optez pour le vinaigre, vérifiez juste qu'il présente au moins 5 % d'acidité, le minimum nécessaire pour garantir la conservation des ingrédients.

Le vinaigre d'alcool, ou vinaigre blanc, outre son coût dérisoire, présente l'avantage, par rapport aux autres variétés, de ne pas dénaturer la couleur de vos légumes.

Pour la lactofermentation, il vous faudra 30 grammes de gros sel par litre d'eau, que vous mélangerez pour obtenir de la saumure. Placez vos légumes bien nettoyés dans un bocal ébouillanté et recouvrez-les complètement de saumure en laissant 2 centimètres entre l'eau et le couvercle. Si vous utilisez un couvercle avec un joint en caoutchouc vous pouvez le fermer immédiatement. Si vous utilisez un bocal avec un couvercle à vis, laissez-le légèrement dévissé pendant une semaine environ pour éviter tout risque d'éclatement sous la pression des gaz de fermentation, et posez-le sur une assiette au cas où un débordement se produirait. Laissez le tout fermenter pendant trois jours à température ambiante à l'abri de la lumière, puis placez vos bocaux (pensez à bien fermer les couvercles à vis) dans un lieu plus frais, autour de 18 °C, toujours à l'ombre. Et voilà des condiments qui se conservent environ un an. Vous pourrez déguster ces pickles au bout de trois semaines. Cette méthode convient à tous les légumes et à certains fruits, pour les amateurs de sucré-salé, et permet de sacrifier simultanément à la mode des aliments fermentés amis de notre microbiote. Une fois ouvert, conservez le bocal au réfrigérateur.

Il ne manque pas de catalogues décrivant les diverses méthodes de conservation des légumes et des fruits à côté de rutilants ustensiles pour les cuisiner… Bassines à confiture, hachoir multifonction, conditionneuse sous vide : tout est fait pour que vous vous sentiez fée du logis le temps de sortir votre porte-monnaie. Si vous craquez, regardez sur Leboncoin ou tout autre site de revente entre particuliers, ces objets servant presque aussi souvent que les vélos d'appartement achetés dans un élan sportif et qui ne tardent pas à se transformer en séchoir à linge d'appoint… À cette différence près qu'on ne peut même pas mettre ses chaussettes à sécher sur un robot ménager ! Et que lorsque la jolie bassine à confiture en cuivre s'oxyde, il faut l'astiquer avant de s'en servir. Le premier qui m'offre un stérilisateur à conserves professionnel pour la fête des Mères peut déjà commencer à numéroter ses abattis !

Compostage

Dans mon composteur, je mets… on dirait une comptine ! Mais c'est un petit jeu auquel nous devrions toutes et tous nous habituer depuis l'entrée en vigueur généralisée du troisième bac à ordures (une vraie joie pour tous ceux qui se débrouillent avec une cuisine microscopique). Tout comme les composteurs, la poubelle à déchets organiques a vocation à recevoir vos épluchures de fruits et légumes, marc de café, feuilles de thé (pas les sachets), fleurs fanées, coquilles d'œuf, pain sec, cendres, mouchoirs en papier et essuie-tout. Ça va sentir bon, dites-moi… Les spécialistes recommandent de se procurer un petit seau muni d'un couvercle – un peu comme les « vases de nuit » d'antan – à porter au point de collecte le plus proche tous les deux ou trois jours ! Et on voudrait nous faire croire que se trimballer avec son récipient nauséabond pour aller le vider dans un réceptacle ad hoc constitue un progrès social ? Sans même parler de l'inévitable nettoyage dudit seau par bibi… Notons à ce propos qu'en novembre 2023, la mairie de Paris a dû admettre que les collecteurs de biodéchets mis en place depuis 2017 dans trois arrondissements parisiens en guise de test n'avaient jamais réussi à trouver leur public… notamment parce que les habitants interrogés ont déclaré qu'ils n'allaient certainement pas faire 200 mètres pour aller déposer leur compost ! Sans doute ont-ils eux aussi mieux à faire de leurs soirées. Voyons donc où nos édiles vont nous installer ces fameux bacs marron... Un joli accessoire décoratif pour les Jeux olympiques !

Le préfet Poubelle, inventeur du ramassage municipal des ordures ménagères, doit se retourner dans sa tombe. Et soudain le concept du compostage m'intéresse davantage. Donc je reprends ma ritournelle : dans mon composteur je mets mes déchets organiques. Enfin pas tous. Car ça paraît simple comme ça, mais dès qu'on creuse, ça se complique... Pas de viande crue ou cuite, de poisson, d'agrumes, de produits laitiers, ni d'aliments trop gras. Jusque-là ça peut aller. Donc dans mon composteur je mets tous mes déchets de fruits et légumes ? Pas forcément, surtout si vous vous lancez dans le compostage maison.

Il existe deux variétés de composteur individuel : les modèles d'extérieur qui doivent impérativement être posés à même la terre et les modèles de balcon ou de cuisine qui sont des lombricomposteurs, c'est-à-dire qu'ils contiennent des lombrics qui assurent la décomposition des déchets en compost. Plutôt sur le balcon, alors... Pas de pelures d'oignon, d'ail, ni de poireaux dans ces modèles car ces légumes possèdent une action vermicide qui serait évidemment contreproductive. J'oubliais : méfiez-vous des tomates, dont les graines risquent de pousser sur votre compost, et du riz cuit, susceptibles d'attirer les rongeurs. Pensez également à n'utiliser que du pain sec. Ne mettez pas non plus de pâte à tarte, ni de noix. Vos os de poulet sont acceptés, mais uniquement si vous les écrasez au préalable. Vous en redemandez ? Consultez le site d'information http://biodechets.org.

Résumons : je dois donc penser à séparer mes épluchures en deux tas quand je prépare une ratatouille ou un pot-au-feu et trier soigneusement les restes du dîner, avant de les jeter. Que du bonheur… J'allais oublier, le composteur préfère évidement le bio. Je veux bien lui épargner la digestion du pain de mie tranché industriel. Il suffit d'en avoir oublié dans la cuisine en partant en vacances pour savoir que sa demi-vie talonne celle du césium 131 ! Vous le retrouverez intact à votre retour. Avant qu'il se composte, celui-là… Au-delà de cet exemple extrême, les épluchures de carottes ou de patates « non bio », ça pourrit tout autant que les versions bio. Alors, je peux les composter ou pas ? Et si, par mégarde, je jette dans ma mixture jusque-là vierge de tout intrant agricole non bio la peau d'une pomme pas bio, est-ce que ça fiche tout en l'air ? Mon compost devient-il aussitôt inutilisable ? Évidemment pas, mais il n'est plus bio… Quelqu'un a prononcé les mots « charge mentale » ?

Revenons à notre composteur. Ajoutez un activateur de compost, quelques vers de terre bien dodus, touillez de temps en temps pour aérer la mixture, arrosez si c'est trop sec et au bout de trois mois à un an, vous disposerez de compost « mûr ». C'est-à-dire prêt à être utilisé pour fertiliser vos plates-bandes. Enfin, si tout se passe bien ! Car c'est un peu comme quand on essaie de fabriquer son vinaigre avec ses fonds de bouteille de vin : ça ne marche pas toujours et il peut arriver qu'on se retrouve juste avec un seau de déchets pourris. J'imagine la joie lors de la prochaine canicule…

Comme toujours en matière de bio, il existe un modèle chic et choc destiné à la femme moderne et efficace : le *Bokashi*. D'origine japonaise comme son nom peut le laisser supposer, ce seau à compost hermétique porte le nom de son ingrédient actif, du « son fermenté aux microorganismes efficaces (EM®) ». Donc, pas de lombrics ! Et, normalement, pas de mouches ni de petits vers blancs, ni d'odeurs de décomposition puisque l'objet, hermétique, provoque une fermentation anaérobie et un « boka-compost » de compétition pour vos géraniums. Évidemment, ce n'est pas le modèle fourni par les mairies et il vous en coûtera la modique somme de 95 euros.

D'autres modèles de composteur comportent un bac de culture intégré pour utiliser votre production *in situ*. On parle alors de « pot de fleur composteur » ou de « potager composteur » (environ 200 à 350 euros selon les modèles). Mais quand on aime composter, n'est-ce pas, on ne compte pas…

Pour les curieux qui se demanderaient ce qu'on va faire de tout le compost récolté dans les bacs marron, pas forcément bio – comment le garantir, hormis en rajoutant un nouveau réceptacle destiné aux biodéchets bio, avec déclaration sur l'honneur du caractère bio des détritus apportés devant un fonctionnaire assermenté ? –, donc qui ne peut être expédié en camion-citerne zéro émission aux agriculteurs bio de France et de Navarre… Eh bien, et c'est une excellente nouvelle, il sera valorisé sous forme de biogaz destiné au chauffage.

Conclusion

Au terme de cette immersion dans l'univers du bio, on comprend la nécessité de distinguer la démarche réellement environnementale des arguments politico-idéologiques.

En entamant ce livre, je commençais à me demander si ma réticence à emprunter le train bio allait bientôt me rendre infréquentable. Si mes choix de vie reflétaient un attachement passéiste à des valeurs de baby-boomers. Pouvais-je encore me dire une femme moderne alors que j'étais résolument imperméable à la notion de *flygskam*, la « honte de prendre l'avion » inventée en Suède, et aux charmes du shampooing solide ? Je suis en bonne compagnie puisque 59 % partagent mes doutes. Eux non plus ne se sentent pas coupables de consommer des fruits et légumes importés, de boire de l'eau en bouteille, de voyager en avion, de se faire livrer des repas, de s'offrir un vêtement à la mode ou un smartphone. Le tout avec modération, bien entendu, et sans tomber dans le piège de la surconsommation.

Mais bien plus que le bio *stricto sensu*, c'est l'empreinte environnementale globale de nos activités agricoles qui devrait nous préoccuper. Les travaux de la COP28, qui s'est tenue à Dubaï du 30 novembre au 12 décembre 2023, ont souligné une urgence climatique qui ne fait plus aujourd'hui de doute pour personne, hormis peut-être quelques soutiens fidèles et un peu bas de plafond de Donald Trump. La solution avancée pour éviter ou au moins limiter la catastrophe annoncée consiste à diviser par deux nos émissions de gaz à effet de serre au cours des sept prochaines années. Sans sombrer dans la solastalgie, l'éco-anxiété – eh oui, même votre psychisme a pris le virage bio ! – il serait peut-être temps de retrousser nos manches et de nous battre pour notre belle planète bleue, pour ses mers, son atmosphère, ses sols et ses habitants… et pas seulement pour une poignée d'habitants des pays du Nord qui pensent avant tout à leur petite santé et à leur petit confort. Je refuse un monde à deux vitesses où des pays du Nord pétris de certitudes imposeraient par idéologie des rendements agricoles réduits à des régions en mal de sécurité alimentaire, sans jamais envisager de solution environnementalement plus efficace ou humainement plus équitable…

Comme l'a si bien dit le roi Charles III d'Angleterre, ardent défenseur de l'environnement avant que ce ne soit à la mode, dans son discours à la COP28 : « La Terre ne nous appartient pas, nous lui appartenons. »

TABLE

Cet ouvrage a été composé par
Soft Office (à Eybens)

Impression réalisée sur Roto-Page
par l'Imprimerie Floch
à Mayenne (Mayenne)

en avril 2024
pour le compte des Éditions de l'Archipel
département éditorial
de la S.A.S. Écriture-Communication

#lisez engagé !
www.lisez.com
Pour plus d'information :
Imprimé sur du papier issu de forêts gérées durablement.

Imprimé en France
N° d'impression : 104684
Dépôt légal : mai 2024